統合失調症のお薬が分かる本

日本神経精神薬理学会・
日本臨床精神神経薬理学会 監修
日経メディカル 編

はじめに

本書が伝えたいこと

・統合失調症は、脳の病気であり、養育や本人の性格により生じる疾患ではない
・統合失調症は、適切な治療でリカバリー（回復）し得る疾患である
・第二世代抗精神病薬を1種類だけ用いるのが治療の基本となる。薬の継続は再発を抑える上でも重要

統合失調症は、いまだにその原因が完全には解明されていない病気です。また、血圧のように、分かりやすい客観的な指標があれば、患者さん本人だけでなく周囲も治療の必要性や治療の効果を理解しやすいのですが、統合失調症による症状を客観的に評価する指標は、現在までのところ、残念ながらありません。現時点では、患者さん本人の訴えから診断を付け、治療します。よって、患者さん本人や、家族などの支援者と医療者の「対話」が、診断・治療を円滑に進める上でとても大切になります。

医師に言われた通りに治療を受け、副作用と思われる症状も我慢する。これが、ひと昔前の医師と患者さんの関係だったかもしれません。しかし、現在の医療は違います。治療する側の医師は、治療の選択肢の利点と欠点を説明し、患者さんは自分が望む生活・人生の夢などを医師に説明する。そして、患者さんの望みを叶えるために最も適した治療法を医師と患者さんが相談して決めていく。これが本来あるべき診療であるということが、医療者の中に浸透してきています。医療の世界では、これを「共同意思決定（shared decision making：ＳＤＭ）」と呼んでいます。

インフォームド・コンセント（説明と同意）という言葉をご存じでしょうか。これは、医療者が、医学的に最も良いと思う治療法を選び、その治療法について患者さん本人に説明し、患者さん本人がその治療を受けるか否かを決める、というものです。このインフォームド・コンセントをさらに進めて、本人の価値観に沿う医療を、医師は医療のプロとして提案する、という方向に進化したのが、共同意思決定です。

すなわち、高い効果が期待される（と医師が考える）治療であって、患者さん本人が「この副作用は耐えられない」という場合は、効果は多少劣っても、他の治療法に変更したり、本人が「毎日お薬を飲むよりも、月に一度の注射が良い」と考える場合は、内服薬と注射で効果は違わないというデータがあったとしても、本人の希望を優先して注射による治療を選択する、というものです。

共同意思決定は、患者が主体的に治療に向き合うことで初めて可能になります。もちろん、治療に詳しいのは医師ですが、治療の効果や副作用を最もよく理解できるのは、治療を受けている患者さん自身であり、治療に望むこと、受け入れられる副作用は、個々の患者さんで異なるでしょう。また、どんな症状なのか、疲れがたまった時、ストレスが高まる出来事があった時などに症状はどう変化するか、それを正確にウォッチできるのも、患者さん本人です。本書を通して、統合失調症の治療についての理解を深め、積極的に治療に向き合い、治療をあなたが望むものに近付けられるよう、医師との対話を進めてください。

ただ、統合失調症では、共同意思決定が少し難しくなる可能性があります。これは、他の精神疾患とも共通するのですが、脳の病気はこころに多大な影響を及ぼすためです。脳以外の病気であれば、「お腹が痛い」「膝の調子がおかしい」というように、脳はその症状を客観的に評価し、言葉として訴えることがたやすいのですが、脳の病気では、症状を客観的に理解し、表現することが難しくなることがあります。この症状を病気と考えたら、自分自身を否定してしまうことになり得る。そんな恐怖を抱きやすくさせるのも脳の病気の特徴かもしれません。

でも、大丈夫です。病気の症状を知ることで、徐々に、自分の中の統合失調症をコントロールできるようになるはずです。あなたはあなたであり、統合失調症があなたの全てではないことが分かるようになります。多くの先輩患者さんが、実際、うまく病気と共存しながら、その人らしい生活を送っています。

本書は、日本神経精神薬理学会と日本臨床精神神経薬理学会が、２０２２年に発行した『統合失調症薬物治療ガイドライン２０２２』（医学書院）と、このガイドラインを基に作成された『患者と支援者のための統合失調症薬物治療ガイド２０２２』（新興医学出版社）に沿って、統合失調症の当事者や支援者向けに、統合失調症の薬物治療について解説したものです。

『統合失調症薬物治療ガイドライン２０２２』は、医師だけでなく、当事者や家族、看護師、薬剤師、作業療法士、精神保健福祉士、心理士などが協力して作成した、科学的な根拠に基づく診療ガイドラインです。しかし、もしかしたら、精神科の診療で、本書に書かれていることとは異なる治療を受けるかもしれません。そんな時こそ、本書を活用し、医療者と対話してください。医師との対話の仕方についいても、本書では解説しています。

本書の目的は、患者さん本人や、その支援者が治療に主体的に取り組むために必要な知識を提供することであり、主な治療法であるお薬について詳しく解説しています。

治療の主役は、当事者である「あなた」と、あなたを大切に思う家族などの支援者である。これが、本書の基本とする考え方です。

CONTENTS
目次

Part.1

統合失調症とは？

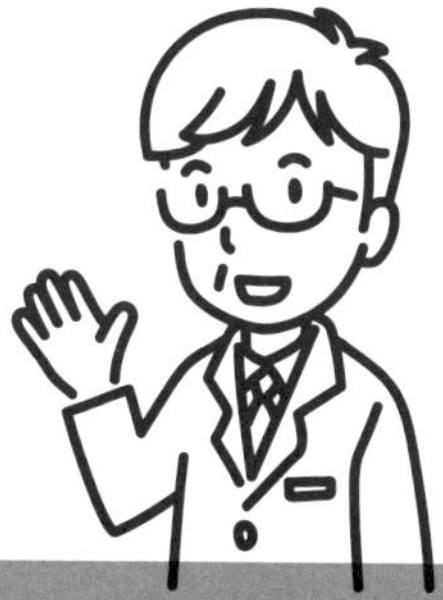

あなたは、統合失調症にどのようなイメージを持っているでしょうか。統合失調症のことを正しく知ることは、病気をコントロールして、病気があっても自分らしく生きる、すなわち病気との共存のためにとても大切です。一緒に、学んでいきましょう！

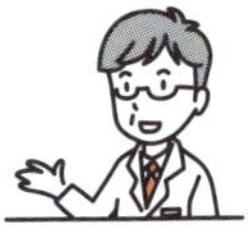

統合失調症ってどんな病気？

ポイント！
- 人口の約１％がかかる、まれではない脳の病気
- 幻覚や妄想に加えて、生活に支障が生じることがある
- 自分自身が病気であると認識する「病識」が得にくいことがある

統合失調症は、およそ１００人に１人がかかる頻度の比較的高い病気です。発症しやすいのは10歳代から30歳代～40歳代で、特に10歳代や20歳代の発症が多いといわれています。

なぜ、統合失調症を発症するのかを明らかにしようと様々な研究が行われていますが、いまだにはっきりとした原因は明らかになっていません。ただし、幾つかの異なる原因で生じた病気をまとめて統合失調症と診断していると考えられています。すなわち、異なる原因による病気でも似た症状が出るため、それらをまとめて統合失調症と診断せざるを得ないのが現状というわけです。

現在までに考えられている病気の原因（病因）としては、神経伝達物質の変化があります。神経伝達物質とは、神経細胞同士の情報伝達を担う物質です。様々な神経伝達物質がありますが、そのうちの一つであるドパミンの作用が過剰になると、幻覚や妄想が生じやすくなることから、統合失調症にもドパミンが関連するという、「ドパミン仮説」が提唱されています。ドパミンに加えて、他の神経伝達物質であるセロトニンやグルタミン酸、ガンマアミノ酪酸（GABA）なども、病気に関連していると考えられています。

症状の多くは本人を攻撃している

統合失調症の特徴的な症状として、幻覚や妄想があります。幻覚とは「本来見えないもの（本人以外に見えないもの）が見える」「本来聞こえないもの（本人以外に聞こえないもの）が聞こえる」などを指し、妄想とは「他の人にとってはあり得ないと思えることを確信してしまう」ことです。これらの多くは、当事者を攻撃する内容です。「知人の声が自分の悪口をずっと言っている」という幻聴や、「怖い敵に付け狙われている」という妄想、時にその敵が見える幻視に付きまとわれる。たいへんな恐怖体験でしょう。

しかも、統合失調症では、「自身の病気によって生じている症状である」と受け止めることが難しいのです。これは、医学的には「病識」といわれます。病識とは、「自分自身の異常体験や行動が病気あるいは病気であったことを判断し、自覚していること」と定義されていますが、悪夢の真っただ中にあっては、これは悪夢だからと冷静になることが難しいのに似ているかもしれません。

思春期・青年期という、自分探しの大切な時期に発症することが多いのは、患者さん本人にとって大きな負担です。思春期・青年期とは、程度の差はあっても、見えない将来におびえ、自信が持てずに葛藤する時期です。その葛藤に病気が上乗せされるわけですから、患者さん本人の混乱は大きなものになるはずです。10歳代や20歳代は、自分を表現する適切な言葉を学んでいる最中でもありますから、その学びの途中で生じた症状をうまく説明できないとしても、本人を責めることはできませんよね。

家族など周囲の支援者も、大切な人に何が起こっているのか分からず、途方に暮れてしまいやすい病気でもあります。高熱を出しているのなら病気と認識しやすいですが、傍から見たら、自室に閉じこもって学校にも行かない（本人としては「行けない」のですが）、という状況、いわゆる引きこもりがわが子に生じたら、それだけで混乱してしまい、強く叱責してしまうこともあるでしょう。また、「育て方が悪かったのか」と自責の念にかられることもあるかと思います。

でも大丈夫！回復の術がある病気です

昨今、精神科は、以前に比べると受診しやすくなりました。その影響か、統合失調症を早期に診断しやすくなっているともいわれています。さらに、早期に診断し、適切な治療を開始することで、重症の統合失調症患者さんが減ってきていると多くの専門家が実感しています。

統合失調症は、当事者だけでなくその支援者にも苦痛を与える厄介な病気ですが、治療することで社会生活を取り戻せる病気でもあります。苦痛の時期を極力短くするためにも、早めに精神科を受診して診断を受け、治療に前向きに取り組むことが肝要です。

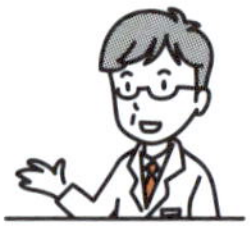

統合失調症の診断

ポイント
・幻覚・妄想などで生活に支障があり、他の病気が否定された場合に統合失調症と診断される
・不安なことは何でも医療者に相談を
・診断を受け入れ、納得して治療に向き合うことがリカバリー（回復）につながる

統合失調症の診断は、本人または家族などの支援者への問診を中心にして進められます。問診で聞かれることが多いのは、以下となります。

① どのような症状が表れたか
② 症状はいつから始まったか
③ 症状はどのように経過したか

④社会・生活にどの程度の支障があるか

本人への問診が難しいと医師が考えた場合は、家族が問診の対象となります。また、身体の健康状態を調べるために、診察や血液検査、尿検査、心電図検査などが行われます。

問診や診察・検査の結果、医師が追加で必要と考えた場合は、脳波検査やCTやMRIによる脳画像検査なども実施されます。これらは、統合失調症に似た症状が生じることがある脳炎・脳症や甲状腺機能異常などの他の疾患がないかを確認するために行うものです。

診断基準

統合失調症の診断は、米国精神医学会によるDSM-5（次ページ**表1**）、もしくは、世界保健機関（WHO）の国際疾病分類であるICD10が診断基準として使われています。診断基準とは、例えば、「診察室での収縮期血圧（最大血圧）が140mmHg以上、または拡張期血圧（最小血圧）が90mmHg以上の場合を高血圧と診断する」というように、医師の団体である学会などが決めたものです。人為的に決めているため、診断基準そのものが変更されることもあります。

DSM-5の診断基準の症状を以下に解説します。「妄想」とは、「事実と反することを周囲がいかに説明しても、本人はそれを信じて疑わない状態」です。妄想の内容としては、被害妄想、関係妄想、身体妄想、誇大妄想などがあります（**表2**）。

「幻覚」とは、外的刺激がないにもかかわらず起きる知覚のような体験を指します。すなわち、実在しないものが見えたり（幻視）、実在しない音や声が聞こえる（幻聴）などです。また、実在しないものの存在を肌で感じたり、実在しないにおいや味を感じることもあります。幻

表1　DSM-5-TRによる統合失調症の診断基準

A	以下のうち２つ以上、おのおのが１カ月間ほとんどいつも存在する。これらのうち少なくとも1つは（1）か（2）か（3）である。 （1）妄想 （2）幻覚 （3）発語の統合不全（例：頻繁な脱線または滅裂） （4）行動の著しい統合不全、またはカタトニア性の行動 （5）陰性症状（すなわち情動表出の減少、意欲低下）
B	障害の始まり以降の期間の大部分で、仕事、対人関係、自己管理などの面で1つ以上の機能のレベルが病前に獲得していた水準より著しく低下している
C	障害の持続的な徴候が少なくとも６カ月存在する
D	統合失調感情症と「抑うつ症または双極症、精神症性の特徴を伴う」が除外されていること
E	物質（例：乱用薬物、医薬品）または他の医学的疾患の生理学的作用によるものではない
F	自閉スペクトラム症や小児時発症のコミュニケーション症の病歴があれば、統合失調症の追加診断は、顕著な幻覚や妄想が、その他の統合失調症の診断の必須症状に加えて少なくとも１カ月存在する場合にのみ与えられる

（出典：『DSM-5-TR精神疾患の分類と診断の手引』医学書院、2023）

覚は、とても鮮明で、実在するものとの区別がとても難しい状態です。

「解体した言語」とは、思考にまとまりがない状態を指し、医師は、会話から推測します。例えば、「質問に対して、関係の少ない、もしくは全く関係のない答えをする」場合などを指します。

「著しく異常な精神運動行動」とは、興奮して暴れたり、逆に、長時間動きが止まる、同じ動作を繰り返す、などを指します。これらは、妄想や幻覚により生じている可能性があります。

以上の症状は、「本来あるはずのないものが現れる」という意味で、「陽性症状」と総称されています。一方、陽性症

表2　主な妄想の種類とその内容

被害妄想	誰かにいやがらせをされている、悪口を言われていると思い込む。「悪の組織に監視されている」など。
関係妄想	自分に関係のないことを自分に関係があると思い込む。「電車の乗客が皆自分を見ている」など。
身体妄想	自分の身体が他の人に比べてどこかおかしい、劣っているなどと思い込む、「自分の身体から異臭がする」など。
誇大妄想	自分を重要な人物と思い込む。「自分は王家の末裔（まつえい）」など。

状の逆で、「本来あるはずのものがない」という意味で、「陰性症状」と総称される症状もあります。陰性症状とは、表現が乏しくなったり、意欲が低下したり、集中力や持続力が低下することなどを指します。「丸一日、部屋の中で何もせずにじっとしている」などが陰性症状と呼ばれるものです。

●不安なことは医師に何でも聞いてみましょう

診断基準を満たしても、即、統合失調症と診断されるわけではありません。他の疾患が原因となって統合失調症に似た症状を生じることがあるからです。

例えば、脳腫瘍、ウイルス性脳炎、側頭葉てんかん、せん妄、甲状腺疾患、一酸化炭素中毒などによっても、統合失調症と似た症状が生じることがあります。加えて、薬物（コカイン、ニコチン、カフェイン、アンフェタミンやメタンフェタミン、ＭＤＭＡ、メチルフェニデート）やアルコール、睡眠薬・抗不安薬（ベンゾジアゼピン受容体作動薬）、モルヒネなどでも、同様の症状を生じることがあります。さらに、他の精神疾患との鑑別も必要となります。

医師は慎重に診断を進めます。そのため、診察では、「統合失調症の疑い」というだけで、明確な診断名が告げられないことがあるかもしれません。それは、検査結果を待っていたり、症状の変化を時間をかけて確認する必要があると医師が考えているためです。

また、「統合失調症の可能性が高い」という表現を使う医師もいるかもしれません。「統合失調症の疑いがある」と言われたり、「可能性が高い」と言われた際、統合失調症についてあまり良くない印象を持っている場合は特に、「もしかしたら違うかもしれない」と考えがちではないでしょうか。そのために、モヤモヤした気持ちが続くようであれば、その気持ちを正直に医師に伝えるといいでしょう。

例1：「先生は、『疑い』とおっしゃいましたが、統合失調症ではない可能性はあるのでしょうか。また、それはいつ頃までに分かるのでしょうか？」

例2：「先生は、『可能性が高い』とおっしゃいました。もしかしたら違う可能性もあるのですか？」

例3：「確定するまで、不安でたまりません」

このような一言が医療者との対話をスタートさせます。誠実にこちらの疑問に答えてくれるかどうか、それを見極めていきましょう。医師との関係性が居心地の良いものであることは、とても大切です。本人がうまく聞けない場合で、家族などの支援者が不安に感じている場合は、やはりその気持ちをぶつけてみてください。人間は先が見通せないと不安になるものです。その不安を医療者に伝えることは、大切なことです。

一方、「統合失調症で間違いないと思います」と言われたら、それはそれでショックですよね。統合失調症には治療薬があり、症状をコントロールして自分らしく生活している方はたくさんいます。とはいえ、精神疾患の診断を受けること自体がショックかもしれませんし、将来への不安も出てくるでしょう。

そんな感情も、医療者に伝えてください。精神科医は、メンタル系の困りごとに対応することを専門としています。不安な気持ちへの対応法も心得ていますので、気持ちを押し殺す必要はありません。

もし、気持ちに寄り添う対応をしてくれなければ、他の医師を探すことも選択肢としましょう。がんなどでは、診断した医師以外の医師の意見を聞くセカンドオピニオンという考え方が普及しています。統合失調症などの精神疾患でも、セカンドオピニオンを求めてもいいのです。

患者さん・家族などの支援者が診断を受け入れ、納得した上で治療を受けることが、より良い治療と、その先にあるリカバリー（回復）につながります。

もう一つ、お伝えしたいのは、多かれ少なかれ、今の日本人の中には、精神疾患への偏見（スティグマ）があるということです。病気になる前に、そのスティグマが大きければ大きいほど、患者さん本人は、そのスティグマを自分に向けてしまい、自分を否定しがちです。家族などの支援者も、自分を責めたり、患者さん本人との関わり方に不安を抱きやすくなるのではないでしょうか。人格が変わってしまったように見えても、それは病気のせいであり、病気をコントロールできれば、改善します。今は苦しくても、回復し自分らしく生きられるように必ずなります。

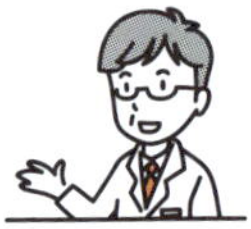

統合失調症の治療目標

ポイント！
・お薬で脳神経系を回復させる
・心理教育やリハビリテーションで生活や社会的役割を回復させる
・脳神経の回復と生活・社会での役割の回復を土台に、本人が望む人生を回復させる

医療者からすると、病気の症状を抑え、再発を抑制することが治療の目標となりがちです。実際、ひと昔前の統合失調症の治療では、それが治療の目標とされていました。ただし、統合失調症は、10歳代、20歳代と若い世代で発症する脳の病気です。病気により生活が損なわれたり、社会的な役割を担えない時期があり得ますので、その部分の回復が、患者さん・家族にとってはとても重要ですよね。そのことを今の医療者は強く認識しており、現在の統合失調症の治療目標は、リカバリー（回復）といわれています。リカバリーとは、病気の症状を抑え、再発を抑制するこ

とだけでなく、病気により損なわれてしまった本人の生活や社会的役割を回復し、かつ、本人が望む人生を歩めることを指します。そのために必要な支援をすることが、医療者の役割といわれています。

リカバリーを成功させるためには、脳神経系の機能の回復を促すための治療である、薬物治療（時に電気けいれん療法）に加えて、社会復帰のための心理教育やリハビリテーションが重要です。そのため、医師は、様々な職種と協力して治療を行っています。

統合失調症のお薬に向き合うポイント

まず、脳神経系の機能回復に必要となるお薬に向き合うポイントとして、以下の3点をお伝えします。

- 抗精神病薬には患者さんごとにちょうどいい量がある
- 「ちょうどいい量」を見つけるために患者さん本人・家族などの支援者にしかできないことがある
- 「お薬を飲めていない」時は、正直に医療者に伝えよう！

統合失調症の薬物治療で主に用いられるのは、抗精神病薬です。これは、脳内の神経細胞に働きかける薬剤で、統合失調症の症状に関連すると考えられているドパミンの作用を主に調整し、統合失調症による陽性症状や陰性症状を抑える効果があります。抗精神病薬の中には、ドパミン以外の脳内の神経伝達物質に作用するものもあります。抗精神病薬を長期に使用することで、症状を抑え、かつ再発を減らせることが明らかになっています。

この抗精神病薬には、患者さんごとに、有効性が最も高く、副作用が少ない投与量（至適用量）があります。お薬の量が少な過ぎると効果が乏しく、お薬の量が多過ぎると副作用が生じやすいということです。医師は、患者さんごとに、その人の症状の変化を確認しながら、この至適用量を探します。ちょうどよい投与量を見つけるためには、患者さん本人・家族などの支援者の協力が不可欠なのです。正直に症状の変化や副作用を伝えることが、より良い治療につながります。

その際、「これは副作用なのか、分からない……」という症状もあるでしょう。そのような時は、症状そのものを医師に伝えてください。医師は治療のプロですので、その症状が副作用によるものかどうかを丁寧に分析します。治療のプロは医師であり、医療者ですので、信頼してください。ただし、あなたのことを一番よく知っているのはあなたやあなたの身近な方なので、あなた自身に生じた変化は見逃さず、正直に医療者に伝えてください。これがまさに、医療者と患者さん本人・家族などの支援者が二人三脚で治療を進める、共同意思決定につながります。

加えて大切なのは、医師の指示通りに薬を飲めなかった際、そのことを正直に医師に伝えることです。そして、その理由も一緒に話してください。「医師に怒られるのでは?」と心配な方もいるかもしれませんが、患者さんと一緒により良い治療を実現させたいと考えている医師であれば、そのような反応を示すことはまずありません。逆に、「正直に話してくれて、ありがとう」と言われる、もしくは、そのような言葉はなくても、そう思っている医師が多いことを知っておいてください。

なぜなら、実際に薬を飲んでいないことを知らないと、薬の効果が不十分と考えて、さらに薬を増やしてしまう危険性など、適切でない治療につながるリスクがあるからです。医師の多くは、知らず知らずのうちに、不適切な治療をしてしまうことをとても恐れています。一方、「〇〇の理由で飲めなかった」という事実が分かれば、飲める工夫を医師は患者さんや家族などの支援者と一緒に考えることができます。また、服薬の継続は、統合失調症の治療の上でとても大切ですので、お薬を使い続けることで生じる問題点も医師に伝え、どうやったら服薬を継続できるかを医師と一緒に考えていきましょう。

統合失調症の薬物治療の原則も知っておきましょう。それは、「第二世代の抗精神病薬を1種類だけ使用する」というものです。気分安定薬や抗うつ薬、抗不安薬、睡眠薬を併用しても、統合失調症を改善させるという十分なデータがないため、「第二世代の抗精神病薬を1種類だけ使用する」ことが推奨されています。

気分が落ち込んだり、不安になったり、眠れないような場合は、そのことを医療者に伝え、まずは、詳しい診察や検査を受けましょう。統合失調症の症状として気分が落ち込むことがあり、それは、抗うつ薬ではなく、抗精神病薬の量を調整することで改善できると考えられています。ただし、これは、統合失調症だけをお持ちの方に勧められる治療であり、他の病気を合併している場合は、異なる処方になることがあります。

生活の回復には福祉の力も活用しよう！

統合失調症の治療において、お薬の継続はとても大切です。ただし、それに加えて、本人が病気を正しく理解し、病状を悪化させないよう、ストレスにうまく対処する方法を学んだり、自分の人生を取り戻すために必要なことを学び直すリハビリテーションも大切です。

そのための治療は、「心理社会的治療」と呼ばれ、「心理教育」「認知行動療法」「認知矯正療法」「社会生活スキルトレーニング（ソーシャル・スキル・トレーニング：SST）」「職業リハビリテーション」「包括型地域生活支援（ACT）」「ピアサポート」「家族支援」などがあります。

心理教育というのは、病気のことを正しく理解し、病気によりもたらされる困難にうまく対処する方法を学んでもらう、というものです。医師は、診療の中で、心理教育を意識して、患者さんに向き合っています。「困りごとはないですか？」という質問は、困りごとを共有してもらい、それにどう対処するかを一緒に考えようとする医療者の姿勢を表す言葉でもあります。

家族などの支援者に病気のことを理解してもらうことも大切です。これは、「家族心理教育」と呼ばれます。主治医が主体となって家族への心理教育を行う場合もあれば、同じ境遇の先輩患者さんや先輩家族からサポートを受ける場合もあります。病気や治療についての最新の情報に加え、利用できる社会資源についての具体的な情報を得ることができます。さらに大きいのは、支援者の悩みを打ち明ける場になる、ということです。患者さん本人はもちろん支援を必要としますが、それを身近で支える支援者も疲弊しやすいものです。その支援者を支えることで、患者さんのリカバリーを下支えすることがとても重要と医療者は考えていますし、支援者のつらさを十分知っている先輩家族なども同様です。

精神疾患に対する認知行動療法は、本人が体験している幻覚や妄想などの症状を理解し、その症状をコントロールできるという感覚を本人に強めてもらう治療法です。幻覚や妄想があっても、それに飲み込まれないためのスキルを身に着けることができます。

統合失調症では、注意力や記憶力、言葉をうまく使う能力、何かをやり遂げる能力（実行機能）などの認知機能が落ちやすいといわれますので、この部分のリハビリテーションとして、認知機能リハビリテーションや認知トレーニングなども行われます。ＳＳＴなどのリハビリテーションと一緒に受けることで、社会生活に必要な機能が改善すると報告されています。

ＳＳＴは、社会生活に対処するための基本的なスキルを、実際の場面に即したロールプレイなどで身に着けるものです。人との関わり方や、服薬を自分で管理する方法、症状を自分で管理する方法などを学ぶことができます。

ある当事者の方は、「幻聴があるなぁ。ちょっとうるさいけど、大丈夫」と対応しているそうです。他の当事者の方は、「疲れた時に妄想が出そうになるので、そんな時は早く寝る」という対応で妄想をコントロールしています。統合失調症との共存の方法は人それぞれですので、自分のことを医療者に理解してもらい、どう対応したらいいか、一緒に探しましょう。心理社会的治療がそれをサポートします。

病気のため学業や仕事が中断された場合、将来、仕事に就きたいという希望がある方は多く、実際、多くの先輩患者さんが治療後、仕事に復帰しています。それを支援するのが、職業リハビリテーションです。精神科デイケアで人との関わりを取り戻しつつ、どのような形で社会復帰したいかに合わせて、様々な支援を受けることができます。精神保健福祉関係の情報は、保健所や自治体の障害福祉担当窓口などで得ることができます。加えて、精神保健福祉士にも相談できます。精神保健福祉士は、日常生活や社会参加への相談に対応することを専門とします。通院している病院や診療所に精神保健福祉士が在籍していないか確認してみましょう。

当事者経験を有するピアによるサポートもあります。ピアスタッフが先輩患者として病気や将来への不安の相談に対応している精神科デイケアが存在します。ご自身が通われている病院や診療所にピアスタッフがいない場合は、主治医などの医療者にどこで相談できるのかを聞いてみましょう。

ある程度、病気の症状が落ち着いて、これからの目標を考えたり、他の人との関係に目を向けたりする余裕ができたら、これらの福祉資源を最大限活用してください。

Part.2

治療の疑問に答える

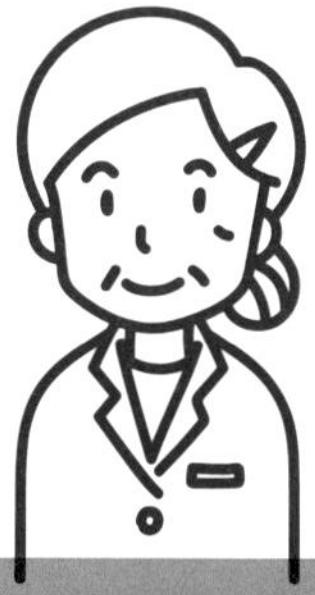

ここからは、統合失調症の治療における具体的な疑問に対するガイドラインによる回答を、エビデンス（科学的な裏付け）の有無を確認しながら解説していきます。

統合失調症は、まず、幻覚・妄想などの症状が強くかつ不安定な「急性期」の後、症状が改善し病状が安定しつつある「安定化期」を経て、症状がなくなり病状が安定している「安定期」となります。安定化期と安定期を合わせて「維持期」とも呼ばれます。急性期の治療では、症状の改善に重きが置かれ、安定・維持期の治療では、急性期で見られたような症状が再び生じないよう、再発予防が最重要課題の一つとなります。再発を繰り返すと統合失調症の症状が悪化しやすく、社会における役割を果たす力も落ちやすいことからも再発予防は重要と考えられています。

Q1-1

急性期の統合失調症に抗精神病薬は必要？

ドクターズアンサー

抗精神病薬治療を強く推奨します。

解説

統合失調症の治療で主に用いられる薬剤は、抗精神病薬です。これまでの研究で、急性期の統合失調症患者さんに対して抗精神病薬を用いる効果として、統合失調症による症状の全般的な改善、幻覚・妄想などの陽性症状の改善、無気力・無関心などの陰性症状の改善、治療中断の減少、生活の質（クオリティー・オブ・ライフ）の改善が認められています。１剤目の抗精神病薬で効果が不十分な場合は、Ｑ１-２以降をご参照ください。

ただし、抗精神病薬を服用していると、体重が増加したり、心電図に変化が生じたり（QTc間隔の延長）、母乳分泌を促進するホルモンであるプロラクチン値が上昇することがあります。また、うとうと眠ってしまう（鎮静）も、抗精神病薬の副作用として生じることがあります。また、抗精神病薬による副作用を軽減させるために抗パーキンソン病薬など他のお薬が必要になる場合もあります。

抗精神病薬には、このように様々な副作用がありますが、統合失調症による症状の改善という大きなメリットを考えると、**急性期の統合失調症患者さんには、抗精神病薬による治療が強く推奨されています。**

Q1-2

急性期の統合失調症で抗精神病薬の効果が不十分な場合、薬を切り替えるべき？それとも増量するべき？

ドクターズアンサー

十分量まで増量、もしくは別の抗精神病薬に切り替えを検討します。

解説

急性期の統合失調症の治療において抗精神病薬の効果が不十分であった際に、同じお薬を増量するのと、他の抗精神病薬に切り替えるので、どちらがより有効かについては、実は、十分な研究結果がなく「分からない」というのが現状です。

とはいえ、血中のお薬の濃度が低い可能性のある患者さんに対しては、抗精神病薬の増量で統合失調症による症状の改善が期待できることがこれまでの研究から示唆されています。そのため、**効果が不十分で、まだ十分量を使用していない場合は、お薬を増やすことの検討が望ましい**とされています。ただし、増量することで副作用が強く出ることもありますので、効果と副作用のバランスをよく見ながらの増量が望ましいです。増量することになった場合は、副作用かどうか不明な場合でも、体調の変化を主治医に報告してください。

抗精神病薬を切り替えることで、より高い効果が得られるという科学的根拠の強い（エビデンスレベルの高い）研究成果は出ていませんが、一部の研究では切り替えのメリットが示されています。そのため、**抗精神病薬の効果が不十分な場合には、お薬の切り替えを検討することも望ましい**とされています。

服薬がきちんとできていないがゆえに効果が得られていないなど、実は、お薬を増やしたり、変更せずとも解決することがあるかもしれません。薬を、処方された通りにきちんと飲めているか、今一度、確認した上で、主治医とよく相談してください。

Q1-3

抗精神病薬の効果が不十分な場合、抗精神病薬の種類を増やした方がいいですか？

ドクターズアンサー

抗精神病薬を複数用いる（併用）よりも、1剤のみ用いる単剤治療を弱く推奨します。

解説

急性期の統合失調症において、抗精神病薬の効果が不十分な時に、抗精神病薬を複数用いる併用療法がしばしば行われています。ただし、複数の抗精神病薬を併用しても、統合失調症による症状全般の改善、有害事象の発現、治療の中断、生活の質の改善において、併用しなかった場合との違いが認められていません。また、薬の副作用が生じた際、複数の薬剤を使用していると、どのお薬が原因かを調べにくくなります。そのため、ガイドラインでは、**抗精神病薬の単剤使用が弱く推奨されています。**「弱い推奨」というのは、必ずそうすべきと断言できるほど、科学的な根拠が強くない場合に使われる表現です。

既に、複数の抗精神病薬を使用しているという患者さんや、そのような当事者を近くで見守っている支援者もいることでしょう。そのような場合は、複数の抗精神病薬が必要な理由を主治医にまず聞いてみましょう。患者さんごとにお薬への反応性は異なりますので、ガイドライン通りの治療ができないことも多々あります。とはいえ、併用には理由があるはずです。その理由を確認した上で、現状の治療を続けるのか、それとも変更を希望するのか、患者さん自身の希望、支援者の要望を聞くことも主治医の仕事の一つです。治療に自主的に取り組むためにも、納得いくまで主治医と話し合ってください。主治医に直接、聞きにくい場合は、看護師など他の医療スタッフに相談するという方法もあります。その際、こんな風に切り出してみてもいいかもしれません。

例1：「統合失調症の薬物治療についての最新のガイドラインでは、1つの抗精神病薬を用いる単剤療法が推奨されていると聞きました。先生は、複数の抗精神病薬を処方していますが、どうしてですか？　副作用が増える可能性はありませんか？」など

Q1-4

抗精神病薬の効果が不十分な場合に抗精神病薬の単剤治療と抗精神病薬以外の脳に作用するお薬（向精神薬）との併用治療はどちらが適切ですか？

ドクターズアンサー

脳に作用し精神活動に影響する薬（向精神薬）と抗精神病薬の併用よりも、1種類の抗精神病薬での治療を弱く推奨します。

解説

臨床現場では、抗精神病薬の単剤治療で効果が見られない、もしくは不十分な急性期の統合失調症患者さんに対して、抗精神病薬以外で、脳（中枢神経系）に作用するお薬が使われることがあります。ただし、これまでに報告されている研究の結果としては、抗精神病薬以外の脳に作用するお薬を抗精神病薬と併用することで、精神症状が改善するという結果は得られていません。また、全ての理由による治療中断、副作用などの有害事象による治療中断、有害事象の発現にも差は認められていません。

併用による精神症状の改善効果が確認されていないこと、これらのお薬は長期使用により副作用が生じる潜在的リスクがあることから、**ガイドラインでは、抗精神病薬と、抗精神病薬以外の脳に作用するお薬の併用よりも、抗精神病薬の単剤治療を弱く推奨しています。**

ただし、他の精神疾患を合併している場合などは、合併している病気の治療目的でお薬を併用することがあります。また、併用による害についての明らかなエビデンスがないため、ガイドラインの推奨通りの治療が行われていないこともあります。その際は、主治医にその理由を聞いてみましょう。

Q2-1

症状が安定したら、抗精神病薬を中止してもいいですか？

ドクターズアンサー

症状がなくなり、安定した後も、抗精神病薬を継続することが強く推奨されています。

解説

症状がなくなり、病状が安定すれば、誰でもお薬を中止したいと考えるものです。実際、統合失調症の患者さんでも、抗精神病薬の中止を希望する方が多くいらっしゃいます。ただし、お薬を中止すると、再発が増えたり、再入院が増える、統合失調症の症状が悪化する、自分らしい満足した生活が送れなくなるなどのデメリットがあります。

加えて、抗精神病薬を中止しても、有害事象が全て改善するわけではないことが示されています。中止することでジスキネジア（78ページ参照）が増加することが報告されています。ジスキネジアとは、他の人から見ると、自分で勝手に動いているのか、止められないで困っているのかが分からないような動きを指します。

メリットとしては、ジストニア（72ページ参照）やうとうとするなどの鎮静、体重増加のリスクは減少することが示されていますが、アカシジア（76ページ参照）、筋のこわばり（筋固縮）、手などの震え（振戦）は減りも増えもしないという結果もあります。メリットとデメリットを比較した場合、ガイドラインでは、**症状がなくなり安定した後も、抗精神病薬は中止せず継続することを強く推奨しています。**

とはいえ、「自分はお薬をやめても再発しないだろう」と考えたくなるのも当然です。お薬で症状がうまくコントロールできていれば、「もう治った」と信じたくなることもあるでしょう。このように考えた時は、そのことを主治医に正直に話してください。統合失調症の治療は長期戦です。納得のいくまで主治医と話し合うことが、この長期戦を乗り越える上でとても大切です。

Q 2-2

安定したら抗精神病薬は減量できますか？

ドクターズアンサー

有効性と安全性を考慮し、安定した統合失調症において、抗精神病薬を減量せず、用量を維持することが弱く推奨されています。

減量後の用量がクロルプロマジン換算値で200㎎／日超であれば、減量を試みる価値はあるかもしれません。

解説

抗精神病薬により症状がなくなれば、「治った」と考えがちですし、周囲も「副作用のあるお薬はあまり続けない方がいいのでは？」などと考えることもあるかもしれません。Q2-1にあるように、症状が安定した後もお薬の継続が強く推奨されていますが、そうなると、少しでも減量できないか、とも考えがちでしょう。

これまでの研究で、減量により再発リスクが約2倍に増加するというデータが示されています。一方、用量が増えると増加しやすいと考えられている副作用の多くは、減量により有意に減少するというデータはなく、少数の研究で認知機能の改善が示されているのみでした。そのため、ガイドラインでは、**用量の維持を弱く推奨しています。**ただし、副作用が強くなれば、そもその薬剤を続けることが困難になるため、副作用の強さなども考慮して、主治医は用量を決めます。

なお、減量後の用量がクロルプロマジン換算（次ページ参照）で２００mg／日以下となるグループと、２００mg／日超となるグループを比較したサブグループ解析という研究では、減量後の用量が２００mg／日超であれば、再発に差がみられないと報告されています。そのため、２００mg／日超までは減量できる可能性がありま す。なお、持続性注射剤におけるクロルプロマジン換算の計算は複雑なため、表には等価用量を入れていません。主治医に教えてもらいましょう。

お薬の減量を望む場合は、その理由を主治医に伝えてください。そして、減量により得られる可能性のあるメリットとデメリットをよく説明してもらい、減量を試みるか否かを決めてください。

多くの医師は、再発リスクを少しでも減らす治療を続けたいと考えていますが、患者さん本人の一番の望みとズレているかもしれません。治療に何を望むのかは、患者さんそれぞれで異なり得ることを医療者は理解していますので、治療に望むことを伝え、納得するまで、主治医との対話を続けてください。

クロルプロマジンが最初の抗精神病薬であったため、抗精神病薬の量はクロルプロマジンを基準に比較され、クロルプロマジン換算値とは、クロルプロマジン100mgと抗精神病効果が等しくなる薬剤の用量を指します。表1に示した、各薬剤の等価用量を基に、次の式で計算してみてください。

クロルプロマジン換算値 = 薬の処方量 ÷ 等価用量 × 100

表1　国内で使用されている主な第二世代抗精神病薬と等価用量

分類	一般名	商品名	等価用量※
セロトニン・ドパミン遮断薬（SDA）	リスペリドン	リスパダール	1
		リスペリドン	1
	パリペリドン	インヴェガ	1.5
	ブロナンセリン	ロナセン	4
		ロナセンテープ	20
		ブロナンセリン	4
	ペロスピロン	ルーラン	8
		ペロスピロン	8
	ルラシドン	ラツーダ	10
多元受容体作用抗精神病薬（MARTA）	オランザピン	ジプレキサ	2.5
		オランザピン	2.5
	クエチアピン	セロクエル	66
		クエチアピン	66
		ビプレッソ	66
	クロザピン	クロザリル	50
	アセナピン	シクレスト	2.5
ドパミン受容体部分作動薬（DPA）	アリピプラゾール	エビリファイ	4
		アリピプラゾール	4
	ブレクスピプラゾール	レキサルティ	0.5

※等価用量の出典：稲垣，稲田，臨床精神薬理 2022；25：91－8．

Q2-3

統合失調症が安定した後の治療として、抗精神病薬の服用間隔を空けたり、症状が出そうになった際に服用したりしてもいいですか？

ドクターズアンサー

抗精神病薬の服用間隔を空けたり、再発しそうな段階で服用を再開すると、再発や再入院、治療中断が増加するとのデータがありますので、継続的に服用することが弱く推奨されています。

解説

抗精神病薬は、毎日決まった時間に服用するのが一般的です。なぜかというと、一定の血中濃度を維持することで、効果が得られると考えられているためです。**左図**にあるように、毎日決まった時間に服用する「継続投与法」では、血中濃度は安定します。一方、投与間隔を、例えば1日1回だったものを、3日に1回にするなどの「投与間隔延長法」を行うと、血中濃度は上下しやすくなります。服用を中断すれば、血中濃度は下がり、場合によっては服用していないのと同じになります。

症状をコントロールし続けるためにも、継続的に処方通りに服用したいものです。

図　代表的な服薬方法

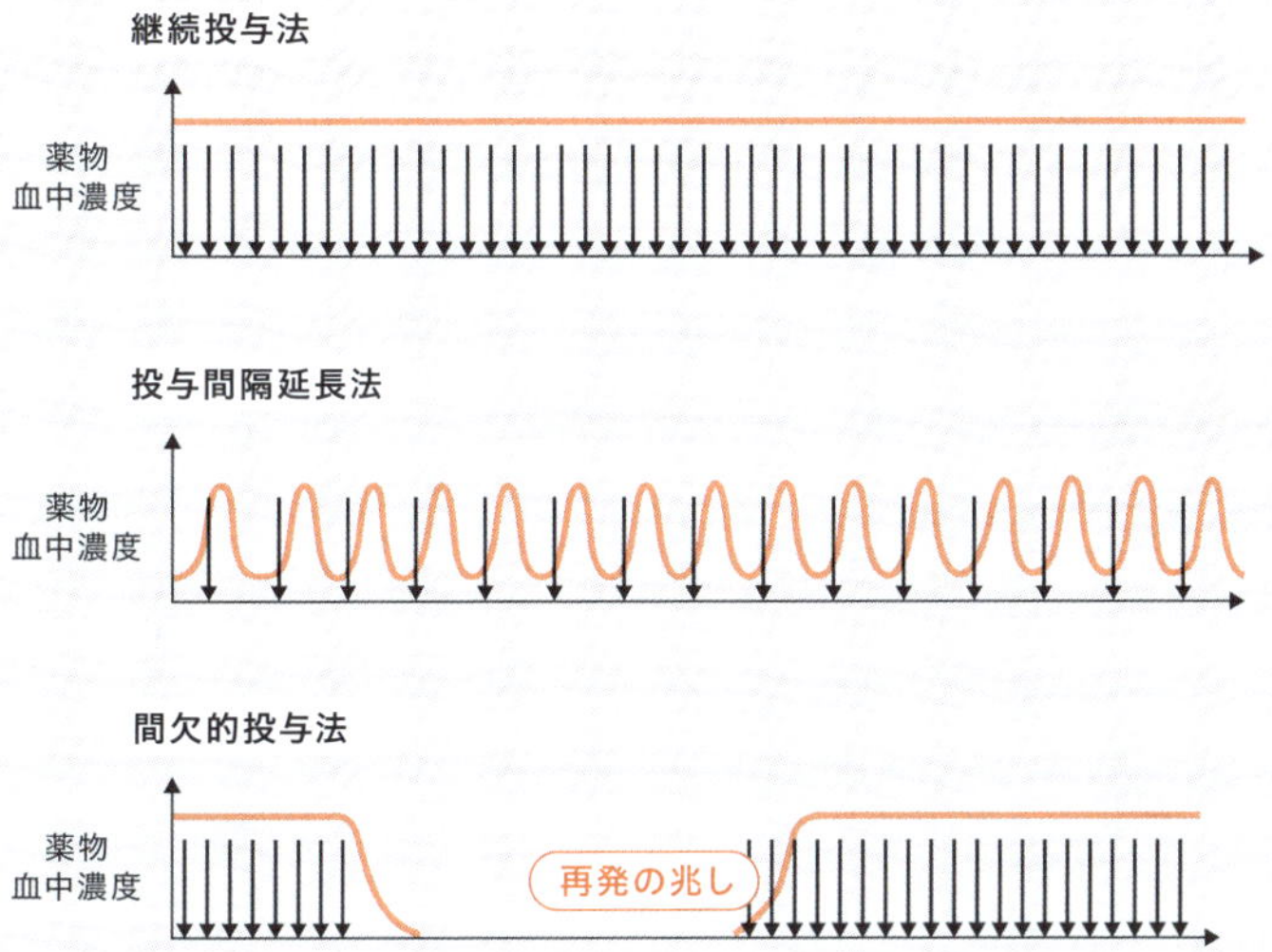

毎日決まった時間に服用する「継続投与法」（上）が最もお薬の血中濃度が安定します。服用間隔を空ける「投与間隔延長法」（中央）ではお薬の血中濃度が上下しやすく、再発の兆しがあるときに服用を再開する「間欠的投与法」（下）では、中断中はお薬の血中濃度はほぼゼロになり得ます。

Q2-4

維持期治療の抗精神病薬第一世代と第二世代どちらが有用？

ドクターズアンサー

維持期治療には、第二世代抗精神病薬を使用することが望ましいです。

解説

症状が改善し病状が安定しつつある、もしくは症状が消え病状が安定している維持期における治療では、再発予防を最も重視します。なぜなら、再発を繰り返すことで、精神病症状の悪化や社会機能の低下が引き起こされやすくなるためです。再発の予防には、抗精神病薬を継続することが有用ですので、副作用が少なく、継続しやすいお薬を選ぶことが、維持期では重要となります。

第一世代抗精神病薬として選択されることが多いハロペリドール（商品名セレネース、ハロマンス他）と、第二世代抗精神病薬とを比較した試験の結果、第二世代抗精神病薬の方が再発が少ないという結果が示されています（第一世代の再発率

37・5％に対して、第二世代の再発率は29・0％）。また、再入院も第二世代の使用で少ないという結果でしたが、全ての理由による治療の中断については、第二世代に少ない傾向が見られたものの有意な差は認められませんでした。

副作用については、例えば、遅発性ジスキネジアの発症率は、第一世代6・5％に対して、第二世代では2・6％と有意に少ないことが報告されています。

これらのデータから、**ガイドラインでは第二世代抗精神病薬の使用が望ましいとしています。** ただし、お薬との相性は患者さんそれぞれで異なり得るので、これらのデータを参考にしつつ、自分に最も合うお薬を主治医と相談しつつ見つけてください。

Q2-5

維持期治療に抗精神病薬の持効性注射剤は有用ですか？

ドクターズアンサー

維持期治療で、服薬管理が不十分なために再発のリスクがある場合には、持効性注射剤の使用が望ましいです。また、そのような場合でなくても、患者さん自身の希望も優先されます。

解説

抗精神病薬には、錠剤、散剤、注射剤などがあります。注射剤の一つである持効性注射剤（ＬＡＩ）は、筋肉内に安定してとどまり、数週間にわたり効果が持続します。すなわち、１回の注射が毎日の服薬の代わりになるお薬です。きちんと内服できていれば薬の効果に差はありませんが、規則的に内服できない可能性がある場合は、持効性注射剤の方が効果が得られやすいです。

持効性注射剤には幾つか種類があり、現在、２週間、４週間、12週間効果が持続するお薬が使用できます。ただし、12週間効果が持続するお薬は、効果が非常に長く続くことから、先に4週間効果が持続する注射薬の治療を受けた上で、使用することになります。

「内服を忘れそうなので、注射がいい」「注射には抵抗があるので、内服がいい」など、お薬の選択において考え方や好みは人それぞれです。そのため、**ガイドラインでは、治療を受ける本人の希望を大切にするべきとしています。**

経口薬を使用しており、注射薬への変更を検討したい場合は、主治医に相談してみましょう。また、既に持効性注射剤を使用している先輩患者さんに使用感などを教えてもらってもいいでしょう。

治療抵抗性統合失調症の治療

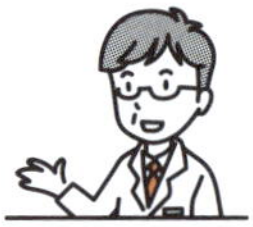

治療抵抗性統合失調症は「治療法がない」という意味ではありません！

1種類の抗精神病薬を十分な量で4週間以上使用しても症状が良くならない、もしくは、副作用で使用できない場合は、別の抗精神病薬に変更して、その効果を検討します。2種類以上の抗精神病薬を十分な量で4週間以上使用しても症状が良くならない場合は、「治療抵抗性統合失調症」と呼ばれます。

日本国内には、統合失調症患者さんが約80万人存在し、その3割程度が治療抵抗性統合失調症と推定されています。ただし、この「治療抵抗性」という名称は、「治療法がない」という意味ではありません。**このような患者さんには、クロザピン（商品名クロザリル）という抗精神病薬が有用で、海外では、治療抵抗性統合失調症の患者さんの多くがクロザピンによる治療の恩恵を受けています。**

一方、日本ではいまだにクロザピンによる治療が普及していないのが課題となっています。国内の統合失調症患者さん約80万人のうち3割程度が治療抵抗性と推定されているということは、クロザピンの対象となる患者さんは約24万人と考えられます。しかし、クロザピンの治療を受けている患者さんは1万人程度にとどまっているのが現状です。

国もクロザピンによる治療を普及させようとしています。ただし、クロザピンには、特徴的な副作用があるため、入院した上で治療を受ける必要があります。また、通院先の医療機関でクロザピンによる治療を受けられない場合があり、そのような場合は、クロザピンによる治療を行っている病院を紹介してもらうことも必要となります。

以下に、クロザピンについてガイドラインの考え方を紹介します。

Q 3-1

治療抵抗性統合失調症に対してクロザピン治療は有用か？

ドクターズアンサー

治療抵抗性統合失調症に対して、クロザピンの使用を強く推奨します。

解説

クロザピンは、海外の主要なガイドラインでも、治療抵抗性統合失調症への第一選択とされています。国内では、治療抵抗性統合失調症に適応を持つ唯一のお薬です。２種類以上の抗精神病薬を十分な量で４週間以上使用しても症状が良くならない場合や、副作用により抗精神病薬を十分に増量できない場合に処方することができます。

クロザピンは、これまでの研究で、他の抗精神病薬に比べて、幻覚や妄想などの症状が全体的に軽くなり、身体が動きにくい、感情が出にくいという症状が良くなることが知られています。加えて、手がふるえる、飲み込みにくい、身体が動きにくい、口がもぐもぐする、身体が勝手に動くといった錐体外路系の副作用も少ないことが分かっています。

一方、錐体外路系の副作用以外の副作用は、他の抗精神病薬よりも起こりやすいです。特に、好中球減少症（無顆粒球症）、心筋炎、心筋症、血栓塞栓症という、発症した際に重症化し得る副作用が、まれですが生じるリスクがあります。このような副作用に配慮し安全に治療を進めるため、日本では、入院した上で投与を開始する必要のあるお薬とされています。加えて、治療中は定期的な血液検査を受ける必要もあります。

副作用リスクはあるものの、有効性の高さから、ガイドラインでは、**治療抵抗性統合失調症に対して、クロザピンの投与を強く推奨しています。**2種類の抗精神病薬で効果が得られなかった際は、クロザピンの使用を検討してください。副作用についてはQ3-2をご参照ください。

Q3-2

クロザピン治療が有効だが副作用が生じてしまったら？

ドクターズアンサー

クロザピンに関連した副作用が生じた際は、他の薬剤の場合と同様に、まず減量し、副作用が重い場合は一度中止することを検討します。ただし、クロザピンが効果を示している場合は、副作用が生じても投与の継続が必要と医師が判断する場合もあり、その際は副作用として生じた症状に効果のあるお薬を追加します。

解説

クロザピンの副作用として特に注意が必要なのは、好中球減少症（無顆粒球症）、心筋炎・心筋症といわれています。好中球減少症は、病原体と闘い、感染症を予防する好中球という血液成分が減少する状態で、好中球が著しく減った状態は無顆粒球症と呼ばれます。好中球が減少することで、感染症にかかりやすくなり、かつ重症化しやすくなります。好中球減少症（無顆粒球症）の約半数は、クロザピンの投与開始後18週以内に生じることが、これまでの研究で分かっています。好中球減少症は血液検査で早めに見つけて対応することができるため、クロザピンを使用する際には、定期的な血液検査を受ける必要があります。

クロザピンによる治療開始前は、まず、心電図検査で心臓の機能をきちんと検査します。これは、クロザピンは、心筋炎・心筋症という心臓への副作用が生じることがあるためです。心筋炎・心筋症とは、心臓を動かす筋肉である心筋が炎症などを生じた状態です。動悸、呼吸困難、胸痛、疲れやすさといった症状が出現します。投与開始後に、息切れや呼吸困難、疲労感、浮腫（むくみ）、胸の痛みなどの症状を自覚した場合は、速やかに主治医に報告してください。心筋炎・心筋症によるものかどうかをきちんと検査してもらう必要があります。

加えて、クロザピンは、他の抗精神病薬と比較して、よだれ、頻脈、めまい、便秘、けいれん、発熱、吐き気・嘔吐という副作用が生じやすいといわれています。

Q 3-3

クロザピンの効果が十分に得られない場合にはどんな治療がある？

ドクターズアンサー

クロザピンに電気けいれん療法を併用する治療が選択肢となります。

解説

クロザピンは、治療抵抗性統合失調症に強く推奨されているお薬ですが、クロザピンだけでは統合失調症の症状をコントロールできないことがあります。そのような場合は、**電気けいれん療法をクロザピンによる治療と併用することがあります。**

電気けいれん療法とは、頭皮の上から電流を流してけいれんを起こす治療法です。現在は、全身麻酔を行った上で、苦痛を感じることなく治療を受けられる、「修正型電気けいれん療法」が行われています。なぜ、電気けいれん療法が有効か、そのメカニズムは明らかになっていませんが、クロザピンと併用することで、統合失調症による症状の改善が期待できます。ただし、記憶障害や頭痛などが生じる可能性があるため、電気けいれん療法を実施するかどうかを、主治医は慎重に検討します。

抗精神病薬の効果が不十分な原因としては、本来、実施すべき治療が十分に行われていないために効果が得られない、他の精神疾患を合併していることで症状が十分に改善しないなどもあります。そのため、これまでの診療内容を再度、丁寧に検証し直すことで、抗精神病薬によって症状の改善が得られることもあります。主治医に伝えていないことはありませんか？「ささいなことだし……」「きっと関係ない……」と自分たちで判断せず、診療のプロに伝えて、診療の見直しに役立ててもらいましょう。

Q3-4

クロザピンを使用しない場合、治療抵抗性統合失調症にはどんな治療法がある？

ドクターズアンサー

クロザピン使用が困難な状況下、すなわち効果が不十分な場合や副作用のために十分量の投与が行えない場合には、クロザピン以外の抗精神病薬と電気けいれん療法の併用が選択肢となります。

解説

抗精神病薬が登場するまで、統合失調症の治療の中心は、電気けいれん療法でした。電気けいれん療法の歴史は古く、最初に治療が行われたのは、1938年です。電気けいれん療法は、その後、重症のうつ病に対する有効性が示され、現在、多くのうつ病患者さんがその恩恵を受けています。

一方、統合失調症の治療においては、治療抵抗性統合失調症に対して、抗精神病薬の効果を高める治療と考えられるようになっています。クロザピン以外の抗精神病薬と電気けいれん療法の併用は、短期的に統合失調症の症状を改善させ、再発を減らす可能性があります。ただし、認知機能を悪化させる可能性も報告されています。

そのため、ガイドラインでは、**クロザピンが使用できない場合、すなわち効果が不十分な場合や副作用のために十分な治療が行えない場合のみに限定して、クロザピン以外の抗精神病薬と電気けいれん療法の併用を行うことが望ましいとしています。**

なお、電気けいれん療法のみによる治療は勧めていません。

Q3-5

治療抵抗性統合失調症に対する、クロザピンや電気けいれん療法以外の有効な治療法は？

ドクターズアンサー

治療抵抗性統合失調症に対して、何らかの理由でクロザピンや電気けいれん療法以外の治療を選択せざるを得ない場合、別の抗精神病薬単剤の治療への切り替えを検討します。

解説

Q3-1にあるように、治療抵抗性統合失調症に対して、有効性のエビデンスがあるのはクロザピンです。そのため、まずはクロザピン単剤の使用が強く推奨されています。副作用や効果不十分な場合は、クロザピンと電気けいれん療法の併用が選択肢となります（Q3-3）。

何らかの理由で、クロザピンや電気けいれん療法以外の治療が必要な場合、別の抗精神病薬単剤の治療への切り替えは検討に値します。とはいえ、クロザピン以外の抗精神病薬で、治療抵抗性統合失調症に対する有効性が研究で示されている薬剤は今のところありません。そのため、このような場合は、医師の経験に基づき、処方薬を選択することになります。

その際、ガイドラインでは、**クロザピン以外の抗精神病薬と、その他の向精神薬を併用しないことが望ましいとしています。**

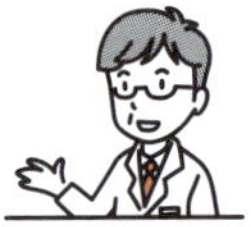

疑問に答える

抗精神病薬の副作用

―錐体外路系副作用―

お薬を飲んでいて困ることは、何でも主治医に伝えましょう。「副作用かどうか分からない」で大丈夫です。副作用かどうかは、医療のプロである主治医が判断しますので、症状をそのまま伝えてください。伝えにくい場合は、「主治医に渡すメモ」（次ページ）を活用すると良いでしょう。

例えば、こんな症状はありませんか？

手がふるえる、よだれが出る、飲み込みにくい、身体が動きにくい、口がもぐもぐする、身体が勝手に動く、など。

これらは、お薬による錐体外路（すいたいがいろ）に対する副作用の可能性があります。錐体外路とは、脳の中にある運動の指令を出す部位を指します。抗精神病薬がこの部位に作用することで、筋肉の円滑な運動や姿勢の保持が難しくなり、こ

主治医に渡すメモ

（記入者名：　　　　　　　　　　）　　　　記入年月日　　　年　　月　　日

	内容	記入欄
1	一番困っていること・症状	
2	それはいつからあるか	
3	きっかけまたは 原因と思われることはあるか	
4	困っていること・症状に、 どのように対応してきたか	
5	その結果はどうだったか	
6	現在の薬はその症状を 緩和すると感じられるか	
7	薬により困ったことはあるか	
8	今後の治療について、私の希望	
9	その他お伝えしたいこと	

キリトリ

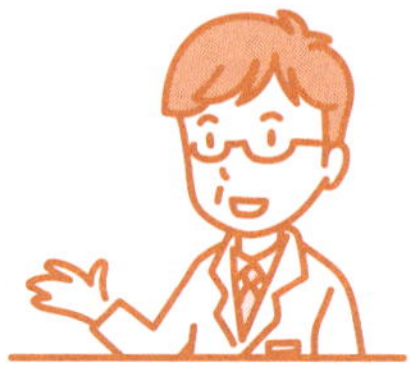

このページを切り取ってコピーしてご使用ください

のような症状が生じることがあります。症状により、「薬剤性パーキンソン症状」「急性ジストニア」「遅発性ジストニア」「アカシジア」「遅発性ジスキネジア」と呼ばれます（**下表**）。抗精神病薬の使用開始か増量後に生じやすい急性の副作用と、使用後数カ月以上たってから出現する遅発性の副作用があります。以下に詳しく解説します。

表　錐体外路系の副作用

副作用	症状	出現時期
薬剤性パーキンソン症状	「手がふるえる」「動作が遅くなった」「声が小さくなった」「表情が少なくなった」など	投与開始後数週で見られ、中年以降の患者で多い
急性ジストニア	「自分の意思に反して、首や足がねじれる」など	投与後3日以内に出現、若年男性患者に多い
遅発性ジストニア	「自分の意思に反して、首や足がねじれる」など	投与開始後3カ月以降に生じる。45歳前後の患者で多い
アカシジア	「じっと座っていられず、落ち着かない」	投与後3日～2週間以内に出現する急性アカシジアと、投与後数カ月から数年たってから生じる遅発性アカシジアがある
遅発性ジスキネジア	「身体が勝手に動いてしまう」	投与開始後3カ月以降に生じる。65歳前後の患者で多い

手がふるえる、動作が遅くなった、
声が小さくなった、表情が少なくなった など

薬剤性パーキンソン症状の可能性があります。

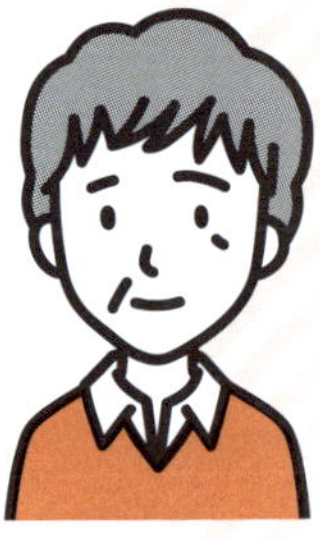

Q4-1

抗精神病薬による薬剤性パーキンソン症状に推奨される治療法・予防法は？

ドクターズアンサー

薬剤性パーキンソン症状が生じた際は、抗精神病薬の減量や変更で対応します。ただし、抗精神病薬の効果がある場合に減量・変更すると、統合失調症の症状が悪化するリスクがあるため、慎重に検討します。薬剤性パーキンソン症状の予防法としては、第一世代よりも第二世代の抗精神病薬の選択が望ましいです。

解説

薬剤性パーキンソン症状は、抗精神病薬の使用を開始してから数週間以内に生じやすい副作用です。体内のドパミンが不足して、パーキンソン病と同じ症状を示します。「手がふるえる」「動作が遅くなった」「声が小さくなった」「表情が少なくなった」「歩き方がふらふらする」「歩幅がせまくなった（小刻み歩行）」「一歩目が出ない」「止まれず走り出すことがある」「手足が硬い」などの症状が見られます。

薬剤性パーキンソン症状が生じた際は、原則、原因となっているお薬を減らします。もしも症状が重い場合は、一度、そのお薬を中止し、他の抗精神病薬に変更します。ただし、その抗精神病薬が統合失調症の症状に有効な場合は、減量・中止・変更により、統合失調症の症状が悪化する危険性もあるため、医師は慎重に対応を考えます。どのような症状で、どのような困りごとがあるかを詳しく医師に報告してください。抗精神病薬を減量・中止せず、パーキンソン症状を抑える他のお薬（抗コリン薬など）をやむを得ず併用することもありますが、お薬の種類が増えると、潜在的な副作用リスクも高まるために慎重に検討します。薬剤性パーキンソン症状予防の観点からも、第二世代抗精神病薬の選択が望ましいです。

自分の意思に反して、首や足がねじれる　など

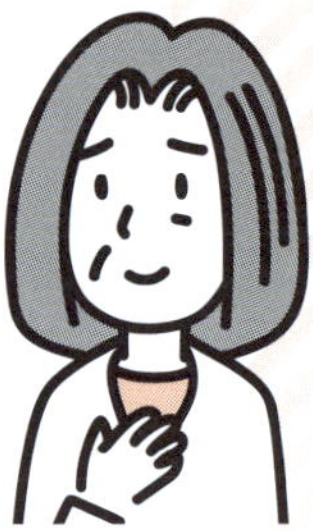

⬇抗精神病薬服用３日以内に生じた場合は、急性ジストニアの可能性があります。

⬇抗精神病薬服用後、数カ月してから生じる場合は、遅発性ジストニアの可能性があります。

Q 4-2

抗精神病薬による急性ジストニアに推奨される治療法・予防法は？

ドクターズアンサー

急性ジストニアが生じた際は、抗精神病薬を減らしたり、変更したり、もしくは、症状に有効な治療薬を追加するなどで対応します。急性ジストニア予防

の観点からも、第一世代よりも第二世代の抗精神病薬の選択が望ましいです。

解説

身体に勝手に力がはいってしまうことを「ジストニア」と呼びます。急性ジストニアは、若い男性患者さんで生じることが多く、通常、抗精神病薬の使用開始後3日以内に生じます。自分の意思に反して、首や足がねじれたり、身体の軸がゆがんだり、手脚が動かしにくくなったり、けいれんする、眼球が上転して白目をむいてしまう、唇や舌が突き出てしまう、物が飲み込みにくくなる、などの症状が見られます。これらの症状の約8割は、午後から夜に生じます。

対応としては、原因と考えられる抗精神病薬を減らしたり、変更したりします。ただし、統合失調症の症状に効果がある抗精神病薬の場合は、減量・変更で症状が悪化するリスクもあるため、医師は慎重に検討します。減量・変更が難しい場合は、急性ジストニアに効果のあるお薬を副作用に注意しながら用いることもあります。

Q4-3

抗精神病薬による遅発性ジストニアに推奨される治療法・予防法は？

ドクターズアンサー

原則として、原因と考えられる抗精神病薬を減量して対応します。また症状が重い場合は、一度、中止し、他の抗精神病薬に変更することもあります。ただし、統合失調症の症状に効果がある抗精神病薬の場合、減量・中止により、その症状が悪化する可能性もあるため、医師は慎重に判断します。遅発性ジストニア予防の観点からも、第一世代よりも第二世代の抗精神病薬の選択が望ましいです。

解説

遅発性ジストニアは、抗精神病薬の服用を開始してから、数カ月以上経過してから生じます。症状は、急性ジストニアと同じですが、45歳前後の患者さんで生じやすいといわれています。対応も、急性ジストニアの場合と同じで、原因と考えられる抗精神病薬を、症状の悪化リスクを考えながら、減らしたり変更したりします。

ジストニアが生じる部位が、身体の一部に限局している場合（局所性ジストニア）は、ボツリヌス毒素が一般的に有効といわれていますが、抗精神病薬の副作用として生じた局所性ジストニアに対する効果についてのデータは限られるのが現状です。

ジストニアは、第一世代抗精神病薬に比べて、第二世代抗精神病薬で生じにくいことから、予防のためにも第二世代抗精神病薬を用いることが望ましいと考えられています。

じっと座っていられず、落ち着かない

↓アカシジアの可能性があります。

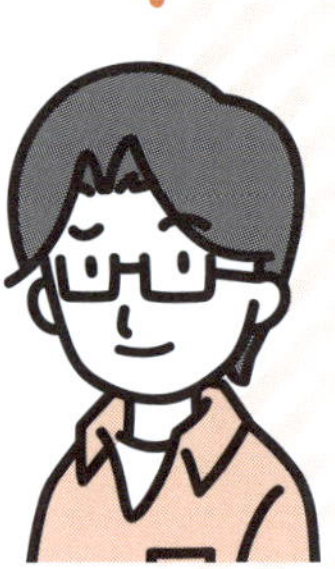

Q4-4

抗精神病薬によるアカシジアに推奨される治療法・予防法は？

ドクターズアンサー

アカシジアが生じた際は、抗精神病薬を減らしたり、変更したりします。症状が強い場合は、薬物療法だけでなく、精神療法、環境調整なども行います。アカシジア予防の観点からも、第一世代よりも第二世代の抗精神病薬の選択が望ましいです。

解説

アカシジアは、「足がそわそわする」「足踏みせずにはいられない」「じっと座っていられず、落ち着かない」など、身体の落ち着きのなさが特徴的な副作用です。アカシジアの症状が軽度で、使用している抗精神病薬で統合失調症の症状が抑えられている場合は、抗精神病薬を減量して様子を見ることもあります。アカシジアの発生頻度は、第一世代抗精神病薬のハロペリドールでは約40%、第二世代抗精神病薬では約4~25%と報告されています。

アカシジアが軽い場合は自分でやり過ごせることがあります。一方、強い不安や焦燥感を伴う場合があります。焦燥感とは、気持ちの整理がつかず不安な状態を指します。不安や焦燥感はとてもつらいもので、その状態から抜け出すために、死にたくなったり、他者に攻撃的になったりすることすらあります。このような時は、重症で緊急性が高い状況です。薬の調整だけでなく、精神療法や入院を含めた環境調整の必要性を主治医は検討します。

医療者側は、不安や焦燥感のつらさはよく分かっていますので、我慢せずに、症状や正直な気持ちを主治医に伝えてください。

身体が勝手に動いてしまう

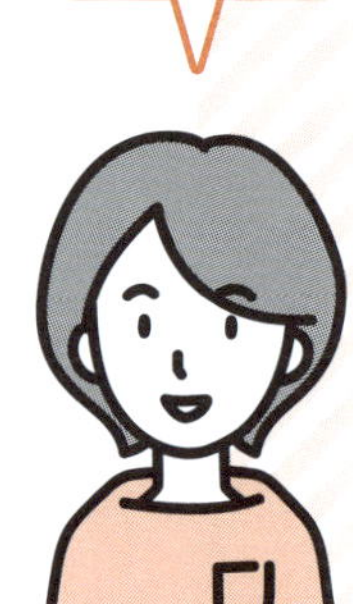

↓ジスキネジアの可能性があります。

Q4-5

抗精神病薬による遅発性ジスキネジアに推奨される治療法・予防法は？

ドクターズアンサー

遅発性ジスキネジアが生じた際は、抗精神病薬を減らしたり、変更したりします。遅発性ジスキネジア予防の観点からも、第一世代よりも第二世代の抗精神病薬の選択が望ましいです。

解説

ジスキネジアとは、自分では止められない・または止めてもすぐに出現する動きを指します。他の人から見ると、自分で勝手に動いているのか、止められないで困っているのか分からないような動きで、しばしば見られる症状としては、「繰り返し唇をすぼめる」「舌を左右に動かす」「口をもぐもぐさせる」「口を突き出す」「歯を食いしばる」「目を閉じるとなかなか開かず、しわを寄せている」「勝手に手が動いてしまう」「足が勝手に動いてしまって歩きにくい」「手に力が入って抜けない」「足が突っ張って歩きにくい」などがあります。

抗精神病薬による副作用で生じるジスキネジアは、服用開始後、数カ月してから生じます。基本的に、抗精神病薬の減量や変更でますば対応しますが、そのような対応で効果が乏しい場合や、減量・変更が難しい場合は、遅発性ジスキネジアに適応を持つお薬の使用を主治医から提案されるかもしれません。ただし、そのお薬は、ガイドライン作成後に発売された新しいお薬であり、ガイドラインに記載はありません。その効果や副作用を確認し、主治医とよく相談して、使用するかどうかを決めましょう。

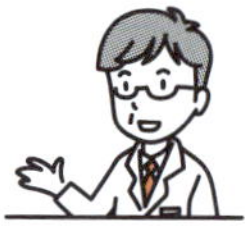

抗精神病薬のその他の副作用

抗精神病薬では、これまでに紹介した錐体外路系の副作用以外にも、便秘や体重増加、性機能障害などの副作用が生じることがあります。お薬を飲んでいて困ることは、何でも主治医に伝えましょう。

これまで解説してきたように、ガイドラインでは、統合失調症の再発を防ぐために、抗精神病薬による治療の継続を推奨しています。抗精神病薬を継続するためには、使用していて困ることを解決したいというのが主治医の本音です。

例えば、性に関連することなどを、主治医に直接、話すことにちゅうちょする場合があるでしょう。ですが、主治医は、抗精神病薬の副作用として、性機能障害が生じやすいことを知っています。あなただけの問題ではないので、話しても大丈夫です。口頭で伝えにくい場合は、「主治医に渡すメモ」（67ページ）を活用してください。もしくは、家族などの支援者や、デイケアや自助グループで知り合った先輩患者さんにまず相談するという方法もあるでしょう。

主治医との信頼関係は、統合失調症をコントロールする上でもとても大切です。もしも、あなたの困りごとに主治医が真摯に対応してくれないと感じた際は、そのことを誰かに相談してください。信頼関係が持てないと感じるような場合は、主治医を替えることも選択肢にして良いのです。

治療の主役は、あなたなのですから！

高熱やひどい汗が出て体がこわばって会話もできない

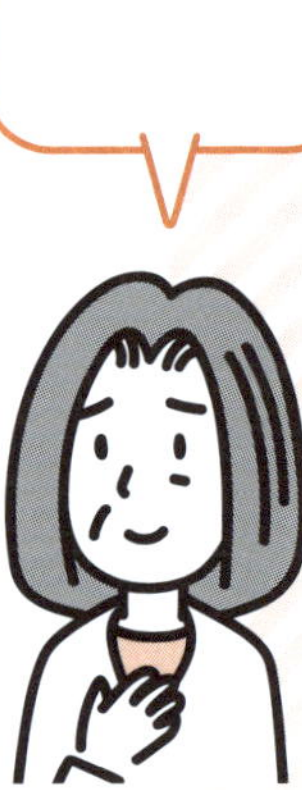

悪性症候群の可能性があります。
早急にかかりつけの病院に連絡してください。

Q5-1

悪性症候群に推奨される治療法・予防法とは？

ドクターズアンサー

発熱、下痢、身体のこわばり、錯乱、意識障害などが生じた際は、悪性症候群が疑われるため、すぐにかかりつけの病院に連絡して、医師の指示に従ってください。

解説

悪性症候群では、発熱、下痢、関節のこわばり、錯乱、意識障害、血圧変動、頻脈などの様々な症状を呈します。発生頻度は、0・5％未満とまれではありますが、生命の危険を伴う重篤な副作用です。

医師は、悪性症候群を疑った際、まず抗精神病薬を中止し、集中的な身体管理と治療を行います。輸液や人工呼吸、体温、脈拍、血圧のモニタリングなどが必要になるため、集中治療室（ICU）に入院する場合もあります。加えて、悪性症候群の症状を軽減する効果が示されているお薬も使用されます。

悪性症候群は、重篤な副作用であるため、予防が何よりも大切です。悪性症候群が起こりやすくなるのは、複数種類の抗精神病薬を飲んでいたり、1剤でもお薬の量が多い場合、お薬の量が急に大きく変わった時、飲むのを突然やめた時であることが分かっています。お薬は決められた量をきちんと飲み続けることが、このような重大な副作用の予防においても大切です。複数種類の抗精神病薬を飲んでいる場合、医師に服用の必要性について相談してください。ただし、自分の判断でお薬を中断しないでください。

体重が増えてきた

体重増加は、特に第二世代の抗精神病薬を服用しているとしばしばみられます。

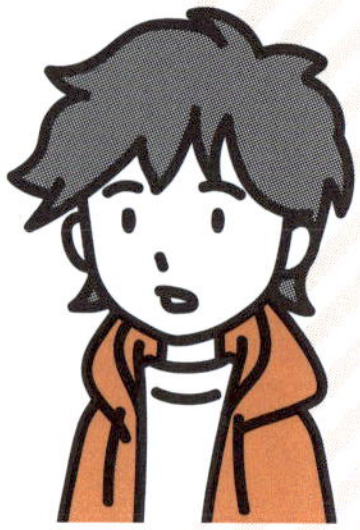

Q5-2

抗精神病薬による体重増加に推奨される治療法・予防法は？

ドクターズアンサー

抗精神病薬による体重増加に対しては、生活習慣の改善で対応することが望ましいです。お薬の量を減らしても体重減少につながらないことが分かっていますので、体重減少の目的で抗精神病薬を減らすことは勧められません。

解説

体重増加は、特に第二世代抗精神病薬で生じやすい副作用の一つです。肥満は、糖尿病などの病気のリスクを高めますので、定期的に体重を測定して増加に気をつけ、また、栄養指導を受けた上で食事内容を変更したり、積極的に運動することが望ましいです。

ただし、陰性症状が残っている段階では、不規則な生活になりやすく、食生活も乱れやすくなります。統合失調症の症状が残っている間はそのコントロールを優先し、急性期を脱して安定・維持期になってから、体重管理に注意を向けてもらうというサポートの方が、患者さんの負担は少ない可能性があります。

なお、第二世代抗精神病薬による体重増加のリスクは、お薬によって異なります。そのため、体重増加のリスクが低いお薬への変更も選択肢となりますが、変更により、統合失調症の症状が悪化するリスクもありますので、主治医とよく相談してください。

便秘が続いている

便秘の原因をはっきりさせ、その原因に対応します。

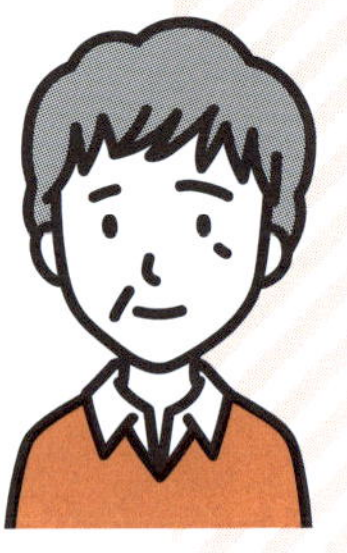

Q5-3

抗精神病薬による便秘に推奨される治療法・予防法は？

ドクターズアンサー

便秘の原因を知る必要がありますので、便秘がどれほど続いていて、どのような支障を生じているかなど、主治医に報告してください。主治医はそれらの情報と、身体を診察した上で対応を検討します。

解説

排便が3日以上なかったり、便が硬くて量が少なく残便感がある状態を「便秘」と呼びます。腹痛、腹部膨満感、食欲不振などの症状が表れることもあります。

便秘が生じた際は、その原因を探る必要があります。なぜなら、抗精神病薬を服用中に便秘が生じた場合でも、抗精神病薬が便秘の原因ではない場合があるためです。例えば、他の病気が原因で便秘が生じていたり、他のお薬が原因となっている場合があります。そのため、医師はまず、その原因を詳しく調べます。

抗精神病薬が原因で便秘が生じていると判断された場合でも、便秘が軽ければ、同じ抗精神病薬の継続が勧められます。適切な運動、十分な水分摂取、食物繊維を多く含む食品を食べるようにしましょう。また、下剤が処方されることもあります。重度の便秘の場合は、抗精神病薬を減らしたり、一度中止して他の抗精神病薬に変更することも検討されます。

「心電図に問題がある」と言われた

原因を詳しく調べる必要があります。

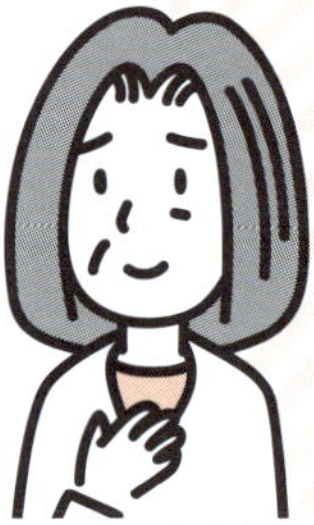

Q5-4

抗精神病薬による心電図異常（QT延長）に推奨される治療法・予防法は？

ドクターズアンサー

抗精神病薬は、心電図の波形に異常を生じることがあります。そのため、抗精神病薬を服用中は、年に一度程度、心電図検査を受けることが勧められています。この心電図検査で問題があった場合は、その原因をよく調べて、対応します。抗精神病薬が原因で心電図に異常が生じている場合は、抗精神病薬の量を減らしたり、他の抗精神病薬に変更することが望ましいです。

解説

全ての抗精神病薬に、2%未満とまれではありますが、QT延長という、心電図の異常を生じるリスクがあります。心電図に異常があっても多くは自覚症状がないため、定期的に心臓の検査を受けることが望ましいです。ただし、抗精神病薬以外でも、例えば、糖尿病などの病気によっても心電図異常は生じ得るため、原因をきちんと調べることが大切です。

心電図異常といっても、その重症度は様々で、心電図異常を専門とする循環器内科による、さらなる検査や診察が必要な場合もあれば、そのような検査や診察は不要と主治医が判断することもあります。主治医が、抗精神病薬が原因で心電図異常が生じていると判断した場合は、抗精神病薬の量を減らしたり、他の抗精神病薬に変更するなどの対応が検討されます。ただし、抗精神病薬の減量・中止は、統合失調症の症状の悪化リスクともなるため、心電図異常の重症度、現在使用している抗精神病薬の効果を考慮して、どう対応するかを判断します。複数の抗精神病薬を併用している場合や、用量が多い場合、抗うつ薬などの他の向精神薬の併用はQT延長のリスクを高めるという研究結果があるため、お薬を複数使用している場合は、主治医に併用の必要性を確認しましょう。

性欲がなくなった、乳房が膨らんできた

まず原因を調べる必要があります。

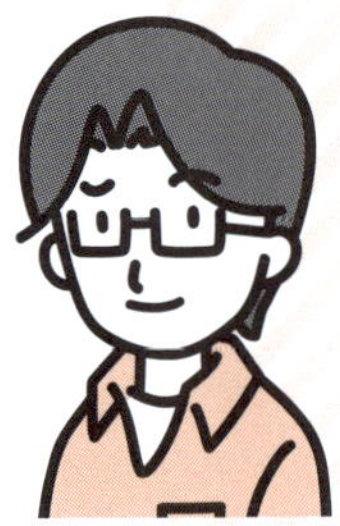

Q5-5

抗精神病薬による性機能障害に推奨される治療法・予防法は？

ドクターズアンサー

抗精神病薬使用中に、性欲の減退、勃起や射精が難しくなる、男女ともに乳房が膨らんでくる、月経が止まる、などの性機能の問題が生じた際は、まず、その原因を調べます。

解説

抗精神病薬の副作用として、性に関連する副作用の頻度はとても高いことが知られています。男性では、性欲の減退、勃起不全、射精障害などが多く、約半数の患者さんで生じると報告されています。女性では、無月経、性欲の減退が多く、4人に1人以上の頻度で生じるといわれています。加えて、男女とも乳房が膨らむ、という副作用が生じることもあります。

ただし、抗精神病薬以外の原因でこれらの症状が生じていることがあるため、まず主治医はその原因をきちんと調べます。お薬の副作用が原因と判断した際は、他の副作用への対応と同じで、減量・変更が基本となりますが、再発リスクと副作用による支障のバランスを考えます。

性に関連する話を精神科医に相談することにちゅうちょされる方は少なくないでしょう。そのため、ガイドラインでは、医師の側から聞くことが望ましいとされています。もし、医師から、「性に関連する困りごとはありませんか?」と聞かれた際は、多くの患者さんが同じ悩みを抱えているために、そのような質問をしていると受け止め、困ったことがある場合は相談してください。

その他の疑問

眠れない

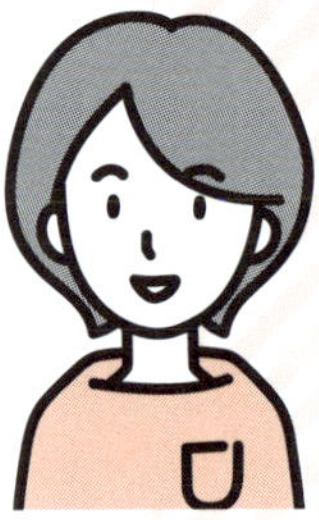

何が原因かを見極めて対応します。

Q6-1

安定した統合失調症患者の不眠症状に対して鎮静作用のある向精神薬の使用は推奨されるか？

ドクターズアンサー

患者さんごとに、不眠の原因を見極め、それぞれの原因に適した対応をします。

解説

統合失調症患者さんにおいて、不眠は頻度の高い症状です。ただし、不眠の原因は様々で、統合失調症の症状として見られる場合もあれば、統合失調症以外の病気によるもの、お薬の影響や、環境によるものなどがあります。そのため、原因を見極めた上で、対応する必要があります。

原因を見極めた上で、医師は適切な対応を検討しますので、眠れなくなったのはいつ頃で、何かきっかけがなかったかなど、医師に詳しく話してください。

不眠症状に対して、一般的には睡眠薬や眠くなりやすい抗精神病薬、眠くなりやすい抗うつ薬などを併用することがありますが、これらのお薬を併用することが統合失調症患者さんの不眠に有効で、副作用は許容できるものかを調べた研究はほとんどないのが現状です。ガイドラインは、統合失調症の治療の基本は、１剤の抗精神病薬で行うことを推奨しています。

良質な睡眠を得るためには、生活習慣を整えることが有効です。朝は決まった時間に起き、目が覚めたらカーテンを開け、日光を取り入れる、適度な運動をするなど（左囲み）、生活リズムを整えることが勧められます。

【良質な睡眠を得るコツ】

質の良い睡眠をとるためには、１日のリズムを大切にしましょう。以下に気をつけてみてください。

朝～日中

・決まった時間に起きましょう。
・目が覚めたらカーテンを開けるなどで日光を取り入れましょう。
・３度の食事を規則正しく摂りましょう。朝食はしっかり、夕食は軽めがおススメ。
・適度な運動をしましょう。
・昼寝は30分以内にしましょう。

夕方～寝る前

・夕方からは刺激を避けましょう。カフェインやたばこは寝付きにくくします。
・アルコールも避けましょう。アルコールは睡眠の質を悪くしますし、他の薬との併用は危険です。
・リラックスできる方法があれば取り入れてください。ぬるめのお風呂、ストレッチなど自分に合ったリラックス法を探しましょう。
・寝室の環境を整えましょう。寝室は静かに、光は少なく、快適な温度に保ちましょう。ソファやこたつではなく、布団で寝てください。
・スマートフォンやパソコンは控えましょう。

眠くなってから寝床に入る、起きる時間を遅らせないなどで、1日のリズムが乱れにくくなります。

不安に襲われる、落ち着かない・イライラする

向精神薬の頓服が有効との研究結果は出ていないため、積極的な使用は望ましくありません。

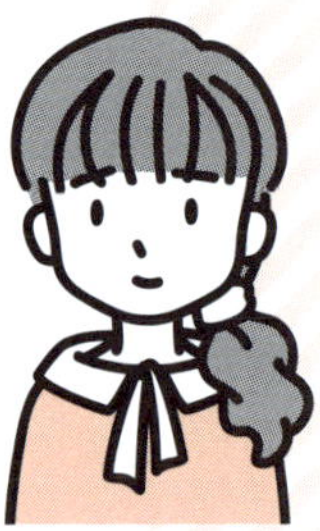

Q6-2

不安・不眠時に抗不安作用・鎮静作用のあるお薬の頓服は推奨されるか？

ドクターズアンサー

不安に襲われたり、落ち着かない・イライラする（不穏）時、不眠の際に、追加で服用するために、抗不安薬（ベンゾジアゼピン受容体作動薬）や、常時薬以外の第二世代抗精神病薬が処方されることがありますが、十分なエビデンスがないため、積極的な使用は望ましくありません。

解説

毎日決められた分量を用いる定時薬ではなく、「患者さんとの合意に基づいて医師があらかじめ処方し、患者さん自身の意思で服用できる内服薬」を「頓服薬」と呼びます。不安が強かったり、気持ちが落ち着かずイライラする（不穏）時、眠れない時にのみ用いる頓服薬として、抗不安薬（ベンゾジアゼピン受容体作動薬）や定時薬以外の第二世代抗精神病薬が処方されることがあります。また、第二世代抗精神病薬には、液体製剤や口腔内崩壊錠、舌下錠など、水なしで服用できるお薬もあります。

ただし、頓服薬はあくまで症状が強い時のみに用いるものですので、必要最低限の使用にとどめることが望ましいといわれています。治療の主体は、定時薬であり、定時薬の調整で基本的に症状をコントロールすることが、統合失調症の薬物治療では推奨されています。頓服薬を使用していることは、定時薬を調整すべきサインの可能性があります。主治医に相談して、治療内容の最適化を検討してもらいましょう。

日中も眠い

↓何が原因かを見極めて対応します。

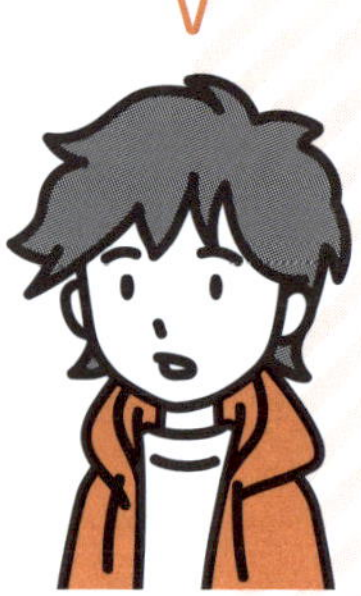

Q6-3

過眠症状に対して抗精神病薬の変更・減量、または併用中の向精神薬の減量・中止は推奨されるか？

ドクターズアンサー

寝過ぎたり、昼間の眠気が強い場合は、まず、その原因を明らかにすることが大切です。他の病気がないか、使用中のお薬が眠気の原因になっていないかを医師は考えます。お薬が原因と考えられる場合は、そのお薬の調整を検討します。

解説

統合失調症の急性期では、80%以上の患者さんで不眠が生じます。抗精神病薬は、この不眠を緩和し、睡眠・覚醒リズムを安定化させる効果があります。また、急性期の興奮を抑える効果もあります。一方、維持期において抗精神病薬が過眠症状をもたらすことがあります。過眠が続くと、意欲が低下したり、疲れやすくなったり、集中することが難しくなったりします。これは、就労に影響することがありますし、転倒してケガをする危険性にもつながります。そのため、医師は、必要以上に眠気が強くなっていないかを評価しますので、日中の眠気について、状況を詳しく主治医に伝えてください。

抗不安薬（ベンゾジアゼピン受容体作動薬）や抗うつ薬を併用している場合は、これらのお薬の影響で眠気が強くなることがよくあります。睡眠薬の効果が翌日の昼間まで持ち越されている場合もあります。統合失調症の治療の基本は、抗精神病薬を1剤使用することですので、併用薬の減量・中止をまず医師は検討します。抗精神病薬が眠気の原因となっていて、生活への支障が大きい場合は、抗精神病薬の減量や、眠気が出にくい他の抗精神病薬への変更を検討することもありますが、統合失調症の症状が悪化する可能性があるため、慎重な対応が必要となります。

気分が落ち込む、うつうつする

統合失調症の症状によって生じる気分の落ち込みは抗精神病薬で改善します。

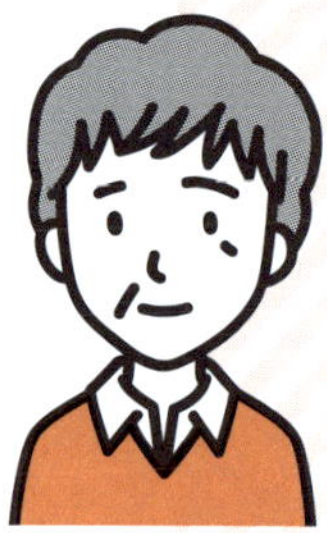

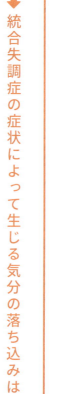

Q6-4

抑うつ症状にはどのような薬物治療が有用？

ドクターズアンサー

統合失調症に伴う抑うつ症状には、抗精神病薬が有用です。抗精神病薬を減量しても気分の落ち込み（抑うつ症状）の改善効果はありませんので、減量はしない方が良いでしょう。抗精神病薬に抗うつ薬を併用しても、抑うつ症状の改善効果は認められていないため、抑うつ症状の改善のために、抗うつ薬を併用しない方が良いと考えられています。

解説

統合失調症では、その症状の一つとして、気分の落ち込み（抑うつ症状）を生じやすいことが知られています。抑うつ症状は、急性症状が生じる前（前駆期）から、急性期、回復期、慢性期における再発前など、統合失調症のあらゆる段階で生じやすく、その頻度は6～75％といわれています。

ただし、抑うつ症状を生じる原因は患者さんごとに異なり、統合失調症自体によるものもあれば、薬の副作用として生じる場合、病気の影響で学校に行けない、仕事ができないなどの状況に陥ったことが原因で生じることもあります。そのため、主治医は、患者さんごとに、抑うつ症状の原因を見定めて対応します。ですので、気分の落ち込みについて、主治医に伝え、生活上の悩みがあれば、それも一緒に伝えてください。

統合失調症の症状の一つとして気分が落ち込んでいる場合には、抗精神病薬が有用です。抗精神病薬を減量しても抑うつ症状の改善効果はありませんので、減量は勧められません。抗精神病薬に抗うつ薬を併用しても、抑うつ症状の改善効果は認められていないため、抗うつ薬を併用しないことが望ましいです。

覚えられない、頭がうまく回転しない、言葉がまとまらない

統合失調症の症状の一つである認知機能障害の可能性があります

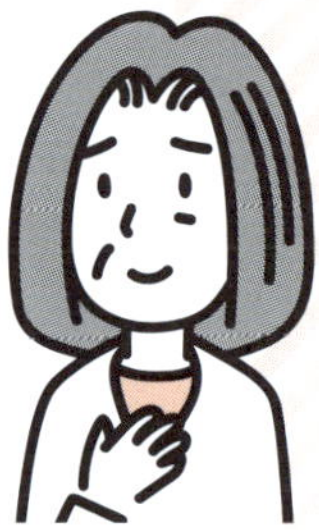

Q6-5

認知機能障害に推奨される薬物治療は？

ドクターズアンサー

第二世代抗精神病薬は、第一世代抗精神病薬に比べて、統合失調症による認知機能障害を改善させる効果があることが報告されています。また、他の薬剤を併用しても認知機能障害の改善効果は認められていません。そのため、統合失調症の認知機能障害には、第二世代抗精神病薬の単剤使用が強く推奨されます。

解説

認知機能とは、記憶、思考、理解、計算、学習、言語、判断など、日常生活を送る上で大切な能力を指します。統合失調症の患者さんの約半数から7割程度に認知機能障害が認められるといわれています。統合失調症の患者さんでは、勉強したり仕事をしたりする社会生活が難しくなることがありますが、認知機能障害が改善すると、社会生活もしやすくなります。そのため、認知機能障害の改善は、社会復帰のためにも重要です。

第二世代抗精神病薬は、第一世代抗精神病薬に比べて、認知機能障害の改善効果がわずかながら高いことが示されています。第二世代抗精神病薬は、第一世代抗精神病薬に比べて、再発や再入院が少ないことからも、使用が強く推奨されています。一方、抗精神病薬の副作用対策で用いることがある抗コリン薬や、睡眠薬・抗不安薬の長期併用は、認知機能障害を悪化させるリスクがあります。そのため、できるだけ、これらの薬剤を併用しないことが推奨されています。認知機能の改善には、お薬に加えて、心理社会的治療も有用です。心理社会的治療は、精神科リハビリテーションとして実施される、心理教育や作業療法、デイケア、生活技能訓練、認知機能リハビリテーション、就労支援、認知行動療法などがあります。

統合失調症の治療中でも子どもは産めますか？

もちろんです！ただし、子どものためにも治療は続けてください。

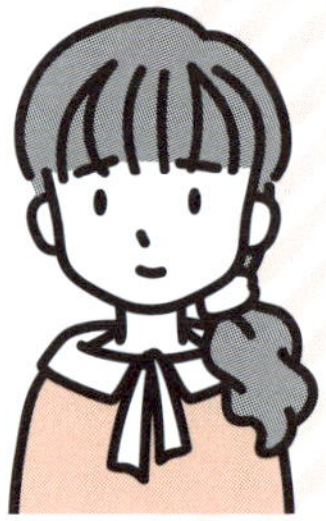

Q6-6

妊娠中の統合失調症に抗精神病薬は有用？

ドクターズアンサー

抗精神病薬による治療を続けながら、出産できます。

解説

抗精神病薬を服用していても、先天奇形のリスクは増えないこと、お腹の赤ちゃんの発育不良や早産などのリスクも増えないことがこれまでの研究で示されています。抗精神病薬には、統合失調症の再発と入院を減らす効果がありますので、妊娠中も、抗精神病薬による治療を継続することが望ましいです。

ただし、妊娠中に抗精神病薬を使用することで、妊娠糖尿病になりやすいことが示されています。妊娠糖尿病とは、糖尿病とまではいえない軽い糖代謝異常を指し、血糖値が少し高い状態です。放置すると、お腹の赤ちゃんが大きくなり過ぎて帝王切開が必要になるなどの影響があります。とはいえ、妊娠糖尿病に対しては治療が確立していますので、もしも、妊娠糖尿病と診断された場合は、医師の指示にきちんと従ってください。そうすれば、安心して赤ちゃんを産むことができます。生まれた赤ちゃんが「新生児不適応症候群」と診断されることもあります。新生児不適応症候群とは、抗精神病薬の影響で新生児に震えや筋肉の緊張、けいれんなどが生じることを指しますが、一番多いのは「よく眠っている」という症状です。これらは一般に一時的で、治癒します。分娩施設に、抗精神病薬を服用している旨を伝えることで、適切に対応してもらえます。

病気をきちんとコントロールし、妊婦健診を定期的に受診することで、子どもを安心して産めますし、そのような経験をした先輩患者さんはたくさんいます。

授乳はできますか？

はい、できます！

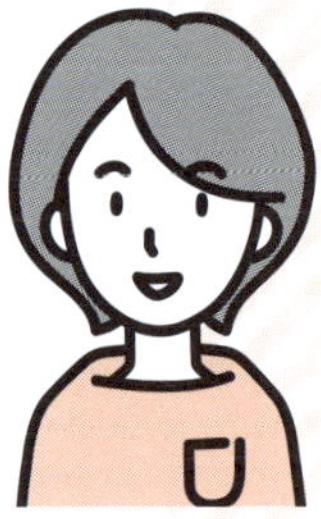

Q6-7

授乳中でも抗精神病薬を服用すべき？

ドクターズアンサー

授乳中であっても、再発と入院を減らすために、抗精神病薬の服用を続けることが望ましいです。抗精神病薬を服用しながら母乳を与えても、赤ちゃんに影響する可能性は低いと考えられています。

解説

抗精神病薬は母乳中に分泌されるため、赤ちゃんは、母乳を介してお薬を摂取することになります。とはいえ、その量は決して多くありません。例えば、オランザピンを服用中に授乳した場合、赤ちゃんが摂取するオランザピンの量は、その赤ちゃんに治療目的でオランザピンを投与する場合の用量の約１・６％です。クエチアピンは１％未満、リスペリドンは約３・６％と報告されています。

母乳を介して摂取するお薬の量が、治療目的で投与する量の10％よりもはるかに下回る場合は、児への影響は少ないと、日本産婦人科学会・日本産婦人科医会による『産婦人科診療ガイドラインー産科編２０１７』に記載されており、第二世代抗精神病薬では、この10％を超える薬剤はありません。加えて、これまで赤ちゃんへの重大な副作用は報告されていません。これらから、抗精神病薬の内服と授乳は両立できると考えられています。とはいえ、抗精神病薬を服用中の授乳では、赤ちゃんの飲み具合、眠り方、機嫌、体重増加に注意しましょう。寝てばかりいる、機嫌が悪い、体重が順調に増えないなどの際は、主治医や小児科医に相談しましょう。

赤ちゃんを大切に育てるためには、母親自身の体調管理がとても大切です。病気が再発すると、子育てに大きな影響が出てしまいますので、まず、お母さん自身を大切にしてください。そのための基本として、抗精神病薬の服用を続けましょう。

「初回エピソード精神病」と言われました。統合失調症とは違う病気ですか？

初回エピソード精神病が、全て統合失調症となるわけではありませんが、抗精神病薬による治療が有効です。

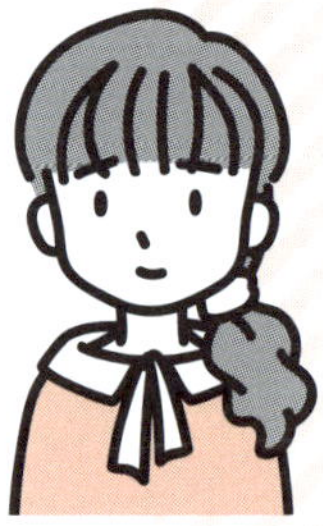

Q6-8

初回エピソード精神病に抗精神病薬治療は有用？

ドクターズアンサー

初回エピソード精神病の急性期に対しては、抗精神病薬による治療が望ましいです。また、症状がなくなり安定した後も抗精神病薬による治療の継続が望ましいですが、中止しても再発しない患者さんもいることから、継続するか否かは主治医とよく相談して決めましょう。

解説

統合失調症は、幻覚、妄想などの精神症状が6カ月以上継続して初めて診断されます。「初回エピソード精神病」は、幻覚、妄想、興奮、混迷、緊張病症状などの統合失調症と同じ症状があるものの、それが初めて生じ、かつその継続期間が6カ月未満の場合を指します。受診するのが早ければ、まずは、初回エピソード精神病と診断され、その後、症状が6カ月以上継続すれば、統合失調症と診断されます。

初回エピソード精神病が、全て統合失調症となるわけではありませんが、抗精神病薬の効果は高く、8割以上の患者さんに効果が見られることが報告されています。加えて、その効果は、第一世代抗精神病薬よりも第二世代抗精神病で高いというものでした。そのため、初回エピソード精神病への薬物治療としては、第二世代抗精神病薬による治療が勧められます。

抗精神病薬治療で症状がなくなった後、抗精神病薬を中断した場合と、継続した場合を比較すると、再発率は継続した場合の方が低いと報告されています。とはいえ、中止しても再発しない患者さんがいることから、治療を継続するかどうかは、主治医とよく話し合って決めることが望ましいでしょう。

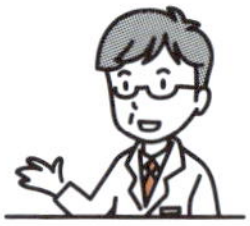

支援者さんに知ってほしいこと

統合失調症は、脳の病気です。ただし、その症状として、人格が変わってしまったように見えたり、奇妙な行動や興奮などが生じることがあるため、ご家族などの支援者は、どのように病気を受け止め、対応したらいいのか分からないことが多いかもしれません。

最初にお伝えしたいのは、親の育て方や環境が原因ではないということです。「なぜ、統合失調症になってしまったのか」「自分たちの育て方、接し方が悪かったのか」など、思い悩む必要はありません。また、本人が悪いわけでもなく、たまたま、脳の病気になってしまっただけです。原因探しをするよりも、どう病気を受け止め、本人のために対応していくかを前向きに考えていきましょう。

もう一つ、大切なことは、お薬による治療やリハビリテーションにより、統合失調症から回復できるということです。お薬をきちんと使用して、急性期を乗り越えたら、再発させないためにお薬を続けつつ、疲れやすさや、対人関係の緊張など、生活のしづらさを改善するためのリハビリテーションを受けることで、徐々に社会復帰できます。今は、そんな将来が信じられないとしても、多くの先輩患者さんとその支援者が歩んできた回復への道があることを信じて、歩んでいきましょう。本人に最も適した回復への道がうまく見つからない場合は、遠慮なく医療者に相談したり、家族会などに参加したりして、悩みを相談してみてください。

加えて、今の本人のありのままを認め、自分の価値観を押し付けることは避けましょう。まずは、否定せず、本人の話をよく聴いてください。そして、本人の意思とペースを尊重しつつ見守りましょう。

ここでは、幾つかの症状に対する薬物治療について、ガイドラインに沿って解説します。

興奮して攻撃的になっている

↓統合失調症では、他者から攻撃を受けていると信じ込んでしまい、その攻撃から身を守るために、攻撃性が生じることがあります。

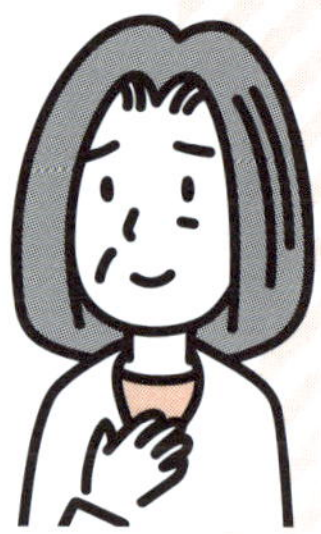

Q7-1

大声を出したり興奮している状態（精神運動興奮状態）に対して推奨される薬物治療は？

ドクターズアンサー

興奮を落ち着かせるには、抗精神病薬が有効です。

解説

統合失調症では、大声を出したり興奮するという、精神運動興奮状態が生じることがあります。これは、被害妄想や幻覚などで、他者から攻撃を受けていると信じ込んでしまい、その攻撃から身を守るために生じているものです。人格が変わって攻撃的な人になってしまったわけではありません。

このような状態は、本人にとってもつらいものですので、興奮を落ち着かせる必要があります。そのための治療法としては、抗精神病薬が有効です。

医師は、本人と可能な限り意思疎通を図り、経口薬の服用を勧めます。経口薬の服用を本人が受け入れた際は、第二世代抗精神病薬の使用が弱く推奨されています。一方、本人が被害妄想などから、経口薬の服用を強く拒否することもあります。そのような場合は、注射により抗精神病薬を投与するという最終手段が取られることがあります。それは、本人を早く落ち着かせケガを予防するなどを目的としています。被害妄想や幻覚を和らげ、本来の自分を取り戻し、意思疎通できる状態になるための治療という位置付けです。

落ち着かず動き回ったり、長時間同じ姿勢を保ち続ける

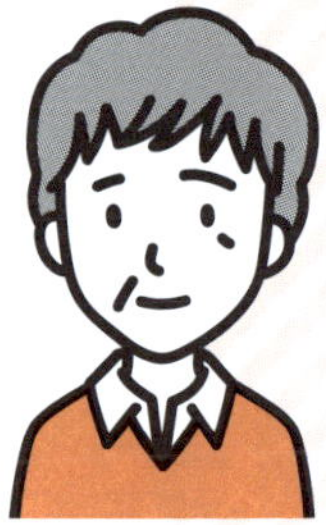

➡統合失調症に伴う緊張病の可能性があります。

Q7-2

統合失調症の緊張病に推奨される治療法は？

ドクターズアンサー

緊張病は全身状態を悪化させるリスクが高いため、落ち着かず動き回ったり、同じ姿勢を長時間保ち続けるなどの緊張病を疑う行動が見られた際は、主治医にすぐに相談してください。

解説

緊張病とは、落ち着かず動き回ったり、同じ姿勢を長時間保ち続ける、相手の言葉をオウム返しする、相手の動作を反復する、同じ動作を続ける、態度や行動で拒絶する、話さないなどの症状を示すものです。同じ姿勢を長時間続け飲食もままならないため、血液が固まりやすくなり血栓症を生じたり、脱水・低栄養を来したりと、身体にも悪影響を及ぼし、時に生命に関わることもあります。生命維持のための基本的な生活活動（食事摂取や飲水、休息、清潔動作など）ができなくなるため、入院による治療とケアが必要になることが多いです。

これらの症状は、悪性症候群（82ページ）の初期症状として生じることもあります。脳炎などが原因となっていることもあるため、それらが生じていないかもきちんと診察する必要があります。

普段と違う様子が見られた際は、主治医にすぐに相談してください。医師は、全身状態に十分注意した上で、悪性症候群や脳炎など、他の原因がないことを慎重に確認します。そして、悪性症候群や脳炎など、他の原因がないと確認した場合には、電気けいれん療法やベンゾジアゼピン受容体作動薬による治療の有効性が報告されているため、これらの治療を検討します。

大量に水を飲んでしまいます

↓血中のナトリウム濃度が低下して、イライラや嘔吐、失禁などを生じるリスクがあるので、医師に相談してください。

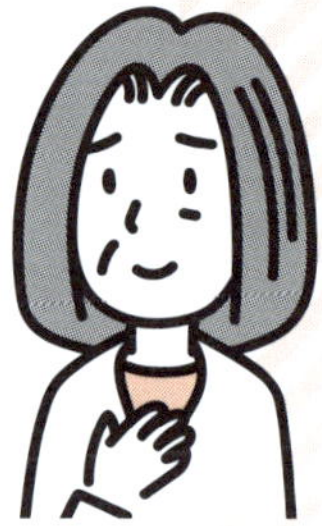

Q7-3

病的な多飲水・水中毒に対して推奨される薬物治療は？

ドクターズアンサー

第二世代抗精神病薬による標準的な治療を適切に行うことが望ましいです。また、第二世代抗精神病薬による治療中に多飲水が生じた場合は、クロザピンによる治療への変更も検討します。

解説

多飲水は、統合失調症の精神症状の一部とも考えられており、発症後、5～10年程度経過した慢性期にみられることが多い症状で、体重が明らかに増加し日常生活に支障を生じるほど水を飲んでしまうことを指します。水を飲み過ぎることで、血中のナトリウム値が下がる低ナトリウム血症を生じることもあります。多飲による血中ナトリウム値の低下は、イライラ感や嘔吐、失禁などの身体症状を引き起こしたり、さらには、心不全や意識障害、けいれんなどの合併症を引き起こすことがあります。

第一世代抗精神病薬に比べ、第二世代抗精神病薬の治療を受けている場合は、多飲水の発生が少ないというデータがあります。そのため、第二世代抗精神病薬を用いた標準的な薬物治療が多飲水にも有効と考えられています。また、第二世代抗精神病薬で治療中に多飲水を生じた場合は、治療抵抗性統合失調症である可能性も考えられるため、クロザピンによる治療への変更が検討されます。

一方、抗精神病薬以外で、多飲水に効果があるお薬はないため、抗精神病薬以外のお薬による治療は望ましくないとされています。

参照書籍

『統合失調症薬物治療ガイドライン 2022』

（日本神経精神薬理学会・日本臨床精神神経薬理学会編、医学書院）

『患者と支援者のための統合失調症薬物治療ガイド 2022』

（日本神経精神薬理学会・日本臨床精神神経薬理学会 統合失調症薬物治療ガイド 2022
ワーキンググループ編、新興医学出版社）

『統合失調症』

（日本統合失調症学会監修、医学書院）

『統合失調症 病気の理解と治療法』

（伊藤順一郎監修、講談社）

参照サイト

「わたしたち家族からのメッセージ 統合失調症を正しく理解するために」

（全国精神保健福祉会連合会）
https://seishinhoken.jp/publications/2db5dd205eed42ab5cdf4d5376753061c418fc80

「私と統合失調症 ～統合失調症のいま～」

（東京大学医学部附属病院精神神経科　日本統合失調症学会パブリックリレーション委員会
https://jssr.info/html/template/default/pdf/Schizophrenianews_20230316.pdf

日本神経精神薬理学会の関連サイト

https://www.jsnp-org.jp/csrinfo/03_2.html

統合失調症の
お薬が分かる本

2024年10月7日　第1版第1刷発行

監　修　　日本神経精神薬理学会・
　　　　　日本臨床精神神経薬理学会

企画・編集　日経メディカル

発行者　田島 健

発　行　株式会社日経BP

発　売　株式会社日経BPマーケティング
〒105-8308 東京都港区虎ノ門4-3-12

デザイン・制作　株式会社ランタ・デザイン

印刷・製本　中央精版印刷株式会社

Printed in Japan
ISBN 978-4-296-20405-2